湖北省社会科学基金资助项目（编号2013209）成果

U0250447

Hospital Soft Power:
the Theoretical Model and
Evaluation Index System

医院软实力：
理论模型与评价指标体系

熊昌娥　著

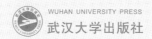

WUHAN UNIVERSITY PRESS
武汉大学出版社

图书在版编目(CIP)数据

医院软实力:理论模型与评价指标体系/熊昌娥著.—武汉:武汉大学
出版社,2015.1
　ISBN 978-7-307-14704-1

　Ⅰ.医…　Ⅱ.熊…　Ⅲ.医院—管理　Ⅳ.R197.32

中国版本图书馆 CIP 数据核字(2014)第 243531 号

责任编辑:胡程立　陈　翩　　责任校对:汪欣怡

出版发行:**武汉大学出版社**　　(430072　武昌　珞珈山)
　　　　　(电子邮件:cbs22@whu.edu.cn　网址:www.wdp.com.cn)
印刷:武汉中远印务有限公司
开本:720×1000　1/16　印张:9.5　字数:135 千字　插页:1
版次:2015 年 1 月第 1 版　　2015 年 1 月第 1 次印刷
ISBN 978-7-307-14704-1　　定价:30.00 元

自　序

　　走过一些路，看过一些医院，大多是高楼大厦，硬件设施齐全，却总是见到愁苦的患者和忧心的医者。在这林立的高楼和高端的仪器设施之外，我们还可以做些什么以使医患双方稍微舒展紧锁的眉头？现代医院竞争绝不应是"军备竞赛"，而应包含更多的温情元素，这些元素可以使医患双方在各自所处的医疗环境中感受到一丝慰藉。于是我想起了软实力，这种古老而年轻的竞争力，可以超脱硬实力而存在，又与硬实力相得益彰。

　　《医院软实力：理论模型与评价指标体系》一书试着对医院软实力进行理论界定和定量评价。为了找出评价指标体系，我在构建医院软实力理论模型的基础上，大量走访了卫生行政官员、医院院长、医院管理领域的专家和学者。综合运用德尔菲法、层次分析法和模糊综合评价法，经过 2 轮专家咨询，找出了 5 个一级指标、14 个二级指标和 65 个三级指标作为评价模型的要素，并确定了各个指标的权重。构建的指标体系既可以用于医院之间的横向比较，也可以用于医院内部软实力的纵向评价。

　　本书是医院软实力理论和定量评价的探索性研究，其目的是强调软实力在现代医院竞争中的重要意义，并尽量让其在医院管理实践中具有可行性，推动软实力建设从虚无缥缈的"空中楼阁"变成医院的实际竞争力。希望本书对于那些急于让医院走出规模扩张怪圈的读者，以及想在已有规模上进一步提升医院竞争力、增强医院吸引力的读者，带来一些实质性的帮助。

　　拙著之完成历经斟酌，但由于笔者所学有限，谬误或疏漏之处在所难免，尚请专家、学者不吝指正。

　　特别感谢为本书的出版提供各种帮助的领导、专家和同事们。

熊昌娥

2014 年 12 月 1 日

目　录

绪 论

一、研究背景

2006 年 11 月，胡锦涛同志在全国文学艺术界联合会第八次代表大会、作家协会第七次全国代表大会上发表讲话，称"提升国家软实力，是摆在我们面前的一个重大现实课题"。在 2007 年 1 月中共中央政治局第三十八次集体学习时又指出，加强网络文化建设和管理，"有利于增强我国的软实力"。在党的十七大上，胡锦涛同志明确提出要大力发展文化软实力，"要坚持社会主义先进文化前进方向，兴起社会主义文化建设新高潮，激发全民族文化创造活力，提高国家文化软实力，使人民基本文化权益得到更好保障，使社会文化生活更加丰富多彩，使人民精神风貌更加昂扬向上"。习近平总书记在《党的十八届三中全会报告》中指出，要建设社会主义文化强国，增强国家文化软实力，推进文化体制机制创新。

2009 年的医疗卫生改革方案中也提出要构建和谐的医患关系，加强医德医风建设，重视医务人员人文素养和职业素质教育，大力弘扬救死扶伤精神，调动医务人员的积极性。在未进行医疗体制机制改革之前，卫生部于 2005 年开展了以"病人为中心，提高医疗服务质量"为主题的医院管理年活动，这是官方首次明确提出"以病人为中心"理念的大型实践活动，对于改善医患关系、提高医疗服务质量产生了巨大的推动作用，也对传统的"以疾病为中心"的理念产生了巨大的冲击。同时在 2005 年推出了《医院管理评价指南（试行）》（以下简称《指南》），2008 年进行了修订，在两版的《指南》中都明确地提到了患者满意度、职工满意度是衡量医院管理水平的重要方面，也可以说这是体现医院软实力的重要指标。《指南》主要是立足于医疗安全和医院管理，实现"以病人为中心"的目的，是医疗服务理念的一次大的飞跃。

但是由于受市场经济体制大环境和补偿机制不完善的影响，大多数医院的发展主要还是靠追求规模效益，扩张硬件设施。《2009中国卫生统计年鉴》显示，2008年我国综合医院的床位数达到211万张，比1998年增长23%；800张床位以上的综合医院数量2000年达到71所，2005年增至252所，2006年增加到295所，2007年则增长到345所，年平均增长率高达23%；从医院的个体规模来看，某医院病床已经发展到4300多张，成为世界上最大规模的单体医院。

医院的硬件设施也得到了明显的改善。2006年全国综合医院万元以上设备台数为110万，2007年增加到149万，2008年增加到167万，2008年比2007年增长了约11%，比2006年增长了约34%。100万元以上的设备数，从2006年的32404台，增加到2008年的36827台，增长约12%。综合医院的业务用房面积2008年比2006年增长约25%。2008年全国拥有卫生机构27.8万个，医疗卫生队伍600余万人，每千人约2.8张床。全国共有村卫生室60余万个，乡村医生90余万人。医药和医疗仪器产业1978年后每年都以16%的速度在增长，而且还大量出口，不断开拓国际市场。2007年，全国医药工业总产值达6679亿元，医药贸易出口额达246亿美元。①

虽然医院的硬件设施以及整个医疗产业环境得到了明显的改善，但是医患关系却日趋紧张，病人满意度在下降。鲁杨等人曾对全国10所城市的20家三级医院和20家二级医院的医务人员和就诊患者进行问卷调查，发现有40.7%的患者认为目前医患关系"一般"，9.3%的患者认为"不好"；而有29.1%的医务人员认为"还好"，39.7%的医务人员认为"一般"，31.2%的医务人员认为

---

① 周婷玉．告别"缺医少药"　实现全民"病有所医"：卫生部部长陈竺谈新中国60年的医药卫生事业［N］．中国青年报，2009年9月16日．

2

"不好"。他们发现医务人员在工作中承受着医患关系紧张的巨大压力。① 第四次国家卫生服务调查的结果显示,门诊患者中对医疗服务不满的比例为41%,住院患者中有的比例是44%。大、中城市患者在门诊方面不满意的主要方面是医疗费用高、等候时间长。47.8%的医护人员认为其社会地位与几年前相比有所下降,40.9%的医护人员认为患者对其信任度降低了。样本地区46.5%的医护人员满意度一般,3.8%的医护人员满意度较低。

医院是我国卫生系统的中流砥柱。2008年,全国共有卫生机构数27万个(不包括村卫生室),其中医院1.9万所,综合医院1.3万所,医院占卫生机构总数约7.08%,综合医院占医院总数的比例约为66.55%;非营利性医院1.5万所,占医院总数的79.39%;政府办医院9700所,占医院总数的49.60%。医院之中非营利性医院占主导地位,综合医院约占医院总数的2/3。所以,非营利性医院、综合医院在医疗资源中占有相当大的比重,在医疗卫生系统中起着主干作用。2008年全国共有卫生技术人员503万人,其中医院的卫生技术人员299万人,占卫生技术人员总数的59.35%;2008年卫生机构床位数为403.87万张,其中医院床位数占卫生机构总床位数的71.38%,综合医院床位数占卫生机构床位数的52.31%;2008年各类医疗机构诊疗人次数约为35.32亿,其中医院医疗机构的诊疗人次数为17.81亿,占总诊疗人次的50.44%,综合医院的诊疗人次数为13.41亿,占总诊疗人次的37.97%。2008年医疗机构入院人数11483万人,其中医院入院人数7392万人,综合医院入院人数5872万人,占医疗机构入院总人数的51.14%。所以,医院尤其是综合医院无论是在卫生资源的拥有,还是在医疗、预防、保健功能的发挥方面,都占有举足轻重的地位,并发挥着不可替代的作用。

医院的地位和群众"看病贵、看病难"形成了鲜明的对比,为了使医院更有效地实现为人民健康服务的宗旨,需要从医院内外

① 鲁杨,王晓燕,梁立智等.医务人员和患者眼中的医患关系[J].中国医学伦理学,2009(3).

部考虑如何为群众提供安全、有效、方便、价廉的服务，提高群众对卫生系统的满意度。从医院的软实力的角度来进行考虑，也许是一条新的思路。

二、研究的目的、意义和必要性

（一）目的和意义

本书拟采用定性和定量研究相结合的方法，从医院内涵建设的角度来研究医院软实力对于医院战略发展的重要性，建构医院软实力的评价模型，并提出建设中国特色医院软实力发展的策略建议，为医院的发展和建设提供新的视角。

提升医院软实力不仅仅是提升医院的竞争力，它的内涵应该超越了竞争力的领域，因为它除了使医院可持续发展之外，还有缓解社会矛盾、构建和谐医患关系的作用，如果能意识到这一点，无疑会使现行卫生改革取得更好的社会效益。

另外，随着社会和经济的发展，医院的硬实力逐渐同质化，即医院拥有的人和物在数量上的差异逐渐缩小，附加在人和物之上的品质即软实力成为提升医院竞争力的重要途径。所以从国家层面来说，提升医院软实力是实现更好地为人民服务、保障人民健康的战略选择；从中观层面来说，提升医院软实力是实现医院目标、更好地履行医院担负的职责、提高机构竞争力的有效策略；从微观层面来说，提升医院软实力是提高员工素质、增强医院内部凝聚力的有效手段。

（二）研究医院软实力的必要性

1. 研究医院软实力是医学观的要求

由于疾病谱的改变，医学模式已经从传统的生物医学模式转向生物—心理—社会医学模式，在这种医学观的要求下，医疗不仅仅是一种技术，还应该是包含伦理学、心理学、行为学、社会学等多门学科的一门艺术。这种模式强调病人不是一台坏掉的机器，而是有感情、有心理活动的人。疾病的产生不仅由生物因素导致，心理因素、社会因素也是疾病产生的原因，因此，在对病人进行治疗的过程中，应该采用心理学、社会学的方法，考虑病人所处的环境，进行综合的治疗。病人与医疗环境之间的关系，也会影响疾病的转归，在治疗的过程中，医务人员与患者的有效沟通、患者对医务人员的信任、医疗环境的温馨舒适，能减少病人的住院时间，促进疾病转归。

这种医学观对医院的服务理念产生了巨大的冲击，使以前医患之间主动—被动型的关系模式转向指导—合作型，病人可以对自己的治疗过程提出看法，可以和医生共同商量治疗方案，这无疑是医疗服务理念的一大进步，传统的"只见病，不见人"的治疗模式会发生根本性的转变。随着社会经济的发展，病人对于医疗保健提出了更高的要求，追求多元化、人性化的服务，这需要医院树立为病人服务的理念，将这一理念落到实处的医疗实践活动无疑会增加对患者的吸引力，而这种吸引力是软实力的重要部分。

构建和谐的医患关系需要医院本身能够对患者产生吸引力，如果这种吸引是因为技术上的强制性或患者不得不为所产生的，那么医患关系的基础就是不平等的；而如果吸引患者进入医院就诊是非强制性的，是因为对技术的信任、服务的吸引，是患者自愿就诊，那么这种医患关系的基础就是平等的。所以，建立和谐的医患关系需要医院加强软实力的建设，增加对患者的非强制性的吸引力。

2. 研究医院软实力是建立健全社会主义市场经济体制的要求

医疗卫生服务市场是社会主义市场经济的组成部分，具有竞争性，竞争的焦点在于市场占有率。但是，卫生服务有别于一般的市场竞争，医院不能照搬市场规律，需要在以人为本理念的指导下，在良好的医德医风的指引下，进行市场竞争。由于目前市场竞争机制尚不健全，而医院又处在市场经济的环境之下，体现医院的经营性的同时还要体现医院的公益性，因此，必须加强医院的内涵式发展，加强医院内部文化、管理制度的建设，才能保证高效运营的同时以公益性为核心价值取向。

3. 研究医院软实力是由医院的性质和功能决定的

我国的医院具有公益性、生产性和经营性。① 公益性是目前学者和医院管理者所关注的，而后两者在医院的现实运行中所受关注甚少，其中生产性是指卫生技术人员通过物化劳动和活劳动的服务方式来进行生产，所提供的是疾病治愈、身体康复等无形的劳动产品；经营性是指医院是具有经济性的经营单位，要为患者提供最好的产品，不断提高产品质量。经营性要求医院进行经营性的管理，从单体医院来说，要有品牌建设，能够吸引内部顾客（员工）和外部顾客（患者）。

医院不同于一般的企业单位，因为医院的功能是为人民群众的生命和健康服务，由于医学模式的转变，医院的服务功能从治疗疾病扩大到预防疾病，从技术服务扩大到社会服务，从生理治疗扩大到心理干预。这样的功能决定了医院软实力的核心要素不同于企业单位，也决定了医院的软实力所产生的巨大效果。忽视软实力的发展，会束缚医院硬实力的发展，也会阻碍医院功能的发挥。

4. 发展医院软实力是深化医药卫生体制改革的要求

一方面，根据医药卫生体制改革的要求，我国的医疗机构要由原来的"独家办医"转向多种形式的"社会办医"，建立非营利性和营利性医院分类管理的制度，鼓励民营资本办非营利性医院，探索政事分开、管办分开，各级各类医疗机构之间的竞争将会更加激烈。

另一方面，医疗机构通过内部的人事制度和分配制度改革，打破了原来的"铁饭碗"，改变了"吃大锅饭"现象，医院的补偿机制由差额补助向"独立核算、自负盈亏、按劳分配"转变，公立医院的收入90%以上或完全要靠市场来补偿。医院既要追求经济效益，还要追求社会效益，这无疑会增大医院在医疗市场中的竞争

---

① 陈洁主编．医院管理学［M］．北京：人民卫生出版社，2005．

难度。

在日益激烈的竞争环境中，医院要发展，就必须更新管理理念、改革管理机制，提高科学管理水平。本书拟为医院发展提供一种新的导向，即医院的发展在注重硬实力的同时，更要注重软实力的建设：必须采取内涵式发展战略，比如提升医院的品牌形象、增加医院的市场美誉度、建立良好的管理机制、提高医疗服务的质量等。也就是除了硬件设施之外，还要注重软环境对于患者、对于员工的吸引力，使医院的发展内外兼修，从而在竞争中占优势。

医院的本质是以社会服务最大化为目标，在追求经济效益的同时还要考虑其公益性或社会效益。2009 年，中共中央、国务院在《关于深化医药卫生体制改革的意见》中，重申了公立医院要遵循公益性和社会效益原则，坚持以病人为中心；要构建和谐的医患关系，加强医德医风建设，重视医务人员人文素养和职业素质教育，大力弘扬救死扶伤精神，调动医务人员的积极性。其中"调动医务人员的积极性"从微观层面来说，就是在每一所医院增强凝聚力和对员工的吸引力。

三、国内外研究现状

（一）国外研究进展

"软实力"最早由约瑟夫·奈在 20 世纪 90 年代提出，他认为软实力是指"通过吸引别国而不是强制它们来达到你想达到目的的能力"，并将文化、意识形态和外交政策视为软实力的核心因素。之后软实力在国际关系领域被广泛引用。其实，西方的学者早就提出了软实力价值的重要性，如汉斯·摩根索（Hans Mogenthau）对道德的强调，雷·克莱因（Ray Cline）对战略意图和国家战略意志的重视等。克莱茵用定量和定性相结合的方法得出了著名的综合国力公式，即"克莱茵公式"：

$$P = （C+E+M） \times （S+W）$$

即国家力量＝［（人口+领土）+经济能力+军事能力］×（战

略意图+贯彻国家战略的意志）。

　　其中，人口和领土（C）是基本实体，经济能力（E）包括国民生产总值以及能源、矿物、工业生产、粮食和国际贸易。军事能力（M）包括战略力量和常规力量，以上是国家综合国力（P）的物质性部分，属于硬权力。战略意图（S）和贯彻战略意图的意志（W）是综合国力的软性部分。

　　Francisco 研究了在战争期间军事政府的效力，以 1982 年的马尔维纳斯群岛（Malvinas）战争作为例子，认为在这一场英国和阿根廷的战争中软实力起了很大的作用。Seong 等关于软实力的认识不同于奈，他们认为软实力应该包括两个维度——情感和认知，并认为软实力有 3 个来源：社会学全球化的民族关系因素、两个国家之间的关系质量以及国内治理的规范性表现，其中第一个因素属于情感维度，后两个因素属于认知维度。① 国际关系学者 Nincic 和 Russett 第一次尝试研究一个国家的软实力政策制定过程，制定基础是将软实力定义为普通的民众对别国的正面评价。② 扩展性的研究将一个国家的吸引力作为软实力建构的模式，主要调查消费者对国外产品影响力的评价。③④⑤

　　李光耀指出，"只有在其他国家羡慕并期望模仿一国文化之

---

① Seong-Hun Yun, Jeong-Nam Kim. Soft power：From ethnic attraction to national attraction in sociological globalism. International Journal of Intercultural Relations, 2008, 32：565-577.

② Nincic, M. & Russett, B. The effect of similarity and interest on attitudes toward foreign countries. Public Opinion Quarterly, 1979, 43（1）：68-78.

③ Laroche, M. , Papadopoulos, N. & Mourali, M. The influence of country image structure on consumer evaluations of foreign products. International Marketing Review, 2005, 22：96-115 .

④ Papadopoulos, N. Product country images：Impact and role in international marketing. International Business Press, 1993：3-38.

⑤ Papadopoulos, N. , Marshall, J. , & Heslop, L. Strategic implications of product and country images：A modeling approach. Paper presented at the meeting of the 41st Research Congress of European Society for Opinion and Marketing Research, 1987.

时，其软实力才得以实现"①。文化因素是世界性的流动因素，它构成的软实力难以垄断。2007 年，美国著名智库兰德公司的研究报告《衡量国家实力》已经将软实力作为评估国家实力的一个重要指标。②

芝加哥全球事务委员会 2008 年在日本、韩国、印尼、中国和越南进行了"亚洲软实力"调查，调查显示美国在亚洲人心目中依然具有积极的影响和良好的形象。根据这一调查结果，沈大伟（David Shambaugh）和托马斯·赖特（Thomas Wright）发表了文章《亚洲仍然欢迎美国》。这篇文章谈到了美国的软实力排第一，并认为美国对亚洲的影响在增强。

（二）国内研究进展

古代中国有关"王道"与"霸道"的观念，分别对应于重视软实力、忽视软实力而一味强调硬实力的行动方式；"得道者多助，失道者寡助"、"得民心者得天下"等表现出了对政治价值观和政策的政治功能的重视；孔子强调"以德服人"，孙子提出了"百战百胜，非善之善也；上兵伐谋，其次伐交，其次伐兵，攻城之法为不得已"、"不战而屈人之兵"的战略思想，均赋予软实力极高的地位。

当国家的硬实力逐渐上升后，较弱的软实力会成为阻碍硬实力和综合力发展的主要因素。我国政府已经意识到了发展软实力的重要性，并将软实力的建设上升到国家战略建构的层次。从 2006 年开始，学术界掀起研究软实力的热潮。比如"美国的文化软实力研究"、"我国文化软实力发展战略研究"、"文化软实力中的哲学问题研究"等先后成为国家社会科学基金项目；一些学者也活跃在软实力研究领域，庞中英在韩国汉城举行的"东亚的软实力、

---

① Lam Pin Foo, Only the Tang Dynasty Came Close to Having Influence, The Straits Times, Oct, 26, 1996.

② 陈勇. 兰德公司眼中的中美软实力 [N]. 新华每日电讯，2005 年 9 月 18 日.

认同和公众外交"（Soft Power, Identity and Public Diplomacy in East Asia）国际学术研讨会上发表论文，这一次高级国际关系理论研讨会主要讨论了如何衡量软实力，如何概念化和理论化软实力，以及如何理解软实力的多维度等实证性研究问题。

　　除了进行一些理论的研究外，近几年我国关于软实力也开展了比较活跃的实践活动，比如复旦大学国际政治学院成立了专门的软实力课题研究组，并联合《中国城市发展报告》工作委员会和新华社《瞭望东方周刊》杂志社，共同成立了"中国城市软实力调查组织委员会"，在 2008 年对中国 50 个城市的软实力进行了调查，主要通过入户调查、材料申报、网络调查三种方式，其中，入户调查的对象超过 10 万人，参加网络调查的人数则达到 120 万人。调查内容包括 10 大类、31 小类、110 个指标。2009 年 6 月发布了调查结果，并形成了研究报告——《2009 中国城市软实力报告》。北京大学成立了软实力研究中心，并开发了企业软实力测评系统，针对企业提供咨询和培训服务，其他的一些大学也相继成立了软实力研究中心。

　　软实力也被应用到了国民经济的各个部门，率先是在企业界。在对一些前沿理论的应用上，医院管理的研究总是滞后于企业管理的研究，所以软实力理论延伸到医疗领域比较晚，目前在维普科技期刊数据库能查到的最早文献是薛义的《论民营医院软实力建设》，2008 年发表在《中国医院管理》杂志上，在这篇论文中，薛义提出了在竞争日益激烈的医疗市场，民营医院如何通过软实力建设提高自身的竞争优势。以"软实力"、"医院"为关键词在维普科技期刊数据库进行检索，也仅检索出 12 篇论文，可见软实力理论在医疗领域的应用还处于萌芽阶段。但是软实力在医疗领域的实践无处不在。比如北京的和睦家医院，这家医院的技术和设备不是北京最好的，但是这里能够提供人性化、个性化的服务，使在这里分娩的妇女感觉医生就是自己的"家庭医生"，能真切地感受到病人就是上帝，能够享受到无微不至的照顾。所以和睦家医院陆续在全国开了 6 家连锁医院，靠的就是一流的服务。

随着经济的不断发展和信息化时代的到来，支撑医院事业发展的核心竞争力，已经从有形转向无形。① 那么软实力应该成为医院可持续发展和保持竞争优势的新的制高点。根据蓝海战略理论，谁先开创软实力作为自己的"蓝海"，谁就会在竞争中处于优势；根据消费者剩余理论，当你给了顾客较别人更大、更多、更优越的实惠，消费者就会选择你。如果医院在提供的技术服务和医疗费用与别的医院没有什么区别，但是顾客能在医院得到他认为比较好的服务，那么，在他的脑海中无疑就会将这家医院作为就诊的首选。

另外，按照世界各国的发展经验，人均 GDP 达到 1000 美元，就进入了文化消费的快速启动阶段；人均 GDP 超过 3000 美元这个门槛，人们对文化的消费则进入快速增长阶段。目前，中国正在向小康社会迈进，人们在医院的消费也会追求文化消费。具体表现为公众对医疗卫生保健服务的要求越来越高，追求更加人性化和个性化的服务。随着医疗理念的转变，医生在对疾病进行诊断、预防和治疗时，都必须考虑病人的社会心理因素，这就对医生的人文素质和职业素质提出了更高的要求。在提供医疗服务的过程中，要体现"以病人为中心"，而"以病人为中心"的实践需要依托于医院的软实力建设。

关于医院软实力的研究目前尚处于萌芽状态，主要表现为：理论研究不足、研究缺乏深度、软实力的可测性等方面存在争议。

四、研究内容

（一）软实力与医院软实力的内涵界定

通过查阅文献，对国内外关于软实力的研究现状以及相关研究进行述评。进一步对软实力和医院软实力的内涵、基本特征进行界

---

① 连斌，许苹主编.医院核心竞争力［M］.上海：第二军医大学出版社，2008.

定；对医院软实力与硬实力之间的关系进行分析；并分析软实力在医院发展中的基本条件和作用。

（二）医院软实力概念模型的构建

通过借鉴国家软实力、企业软实力和竞争力理论，阐明医院软实力与医院竞争力之间的关系，明确医院软实力的构成要素，构建医院软实力的概念模型。

（三）医院软实力评价模型的构建

1. 建立医院软实力的指标体系

在明确医院软实力内涵的基础上，提出医院软实力包含的指标体系；并确定指标体系的权重；对建立的指标体系进行信度和效度检验；确定指标体系。

筛选和构建指标。通过阅读国内外关于竞争力、软实力等方面的文献，初步形成与医院软实力相关的影响因素及相应指标，形成指标体系的初稿。为进一步筛选指标，在全国范围内遴选 24 位医院管理及相关领域的学者、专家、政府卫生部门管理人员、医院院长等，对指标的重要性和可操作性方面进行评价，结合指标的得分情况，对指标进行适当的删减或增加。在第一轮专家咨询的基础上，进行第二轮的咨询，从指标的重要性、可操作性和敏感性等方面进行评价。

确定指标权重。采用专家咨询法来确定各指标的权重，专家主要来源于医院管理者。

指标的信度和效度检验。利用现场评价资料，对每一项指标进行评分，采用克伦巴赫系数计算指标的信度，采用结构关联效度计算指标的可靠性。

2. 建立医院软实力的评价模型

在确定各指标体系的权重后，结合构建的指标体系，建立医院软实力评价的模糊数学模型。

（四）医院软实力评价模型的初步论证

在建立医院软实力的概念模型和评价模型的基础上，通过现场调研来检验模型在具体应用过程中的指导意义。

首先，将评价模型中的指标体系转化成客观的可操作的工具。将指标体系中一些潜在的变量转换成可以测量的外显变量，然后将这些外显变量转换成问卷或量表，同时对转换的问卷或量表进行信度和效度检验。

其次，运用调研工具对抽样医院进行现场调研，初步验证模型的合理性。

（五）提出具有中国特色的医院软实力的策略建议

在运用理论模型和评价模型对抽样医院进行实证研究的基础上，根据评价的结果指出医院软实力的薄弱环节，提出发展医院软实力的策略建议。

五、研究方法

（一）理论研究

对国家软实力、企业软实力、企业竞争力等文献进行系统的检索和查阅，并对这些文献的主要理论观点、方法和研究结果进行分析归纳，在此基础上分析医院软实力研究的进展、可以借鉴的理论和方法、可以突破和创新的地方，确定本研究的思路。同时借助这些理论为医院软实力理论模型构建提供借鉴。

（二）实证研究

1. 抽样方法和样本量

根据经济发展水平在东、中、西部各选择一个省份作为样本省，其中东部选择广东省，中部选择湖北省，西部选择贵州省。每个省选择 3 家组织结构完善、配合程度高的医院，包括 1 家公立三甲医院、1 家公立二甲医院和 1 家民营医院，共 9 家医院进行现场典型调研。

2. 研究对象

机构层面。调查 3 家公立三甲医院、3 家公立二甲医院和 3 家民营医院。

个体层面。调查医院的院长及人力资源或科教部门负责人；调查医院就诊的患者，每家医院调查住院患者或门诊患者 30—40 人；调查医院的医护人员 20—30 人。

3. 资料的收集和整理方法

文献分析。通过查阅软实力相关的文献，确定实证研究的基本思路、测量工具和可以借鉴的方法。

问卷调查。通过对样本医院的中层管理人员进行问卷调查，了解软实力的结构指标中的要素情况，主要了解医院的管理模式、科技创新情况、市场占有率和医院的一般情况；通过对医院的医务人员进行问卷调查，了解员工对医院的满意度和忠诚度；通过对患者进行调查，了解医院的传播力和美誉度，以及患者的满意度和忠诚度。

医院现有资料收集。主要是收集医院的统计年鉴，关于医院吸引员工、患者和扩大在同行之中影响的具体方法和措施。

4. 资料的主要分析方法

德尔菲法。选择在医院管理领域的专家学者共 24 名，对指标的重要性、可操作性和敏感性等方面进行两轮专家咨询，对初选的指标体系进行筛选。

多层次模糊综合评价法。采用多层次模糊综合评价法建立医院软实力评价模型，并对 9 家医院软实力进行评价。

SWOT 分析方法。分析医院软实力发展在竞争中自身的优势、劣势，面临的机会和挑战，在合理假设的前提下，通过对 SWOT 矩阵的分析，将四要素相组合，设计出在不同情况下提高医院软实力的发展策略。

统计学的分析方法。采用回归的方法分析医院软实力与患者满意度、员工满意度之间的关系。

（三）数据的质量控制措施

本研究拟从以下几方面加强数据的质量控制：

首先，根据建立的理论框架来筛选指标体系，将指标体系转化成测量工具的过程中，尽量采用标准化的比较成熟的国际量表，比如员工满意度、忠诚度，从而尽量保证测量工具的信度和效度；如果是自己编制的量表，在设计的过程中尽量把握可操作性、敏感性等原则，并进行预调查，检验量表的信度和效度。

其次，在测量工具的使用过程中，尽量选择具有一定现场调研经验的研究生，在调研前进行统一的培训，解释量表的各个条目所代表的具体含义，统一解释口径，以免调查过程中因为解释错误或不一致而出现数据收集误差。

再次，数据采集回来后，将问卷按照自设的编码原则进行编码，按照漏填、错填超过 5% 即为无效问卷的判断标准来剔除不合格问卷，保证数据的质量。

最后，在进行数据的录入时，采用双录入原则，用 Epidata 3.1 对数据进行录入和核对，保证数据录入质量。

（四）数据分析工具

Epidata 3.1、Microsoft Excel 2003、SPSS 13.0 for Windows、Matlab 7.1。

六、技术路线

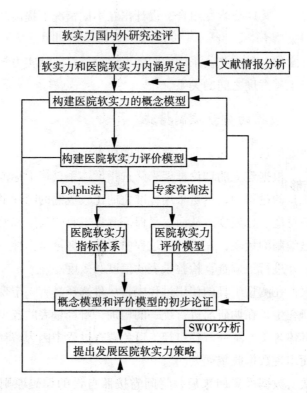

第一章　研究理论基础

一、可持续发展理论

可持续性是指一个企业、一个国家或地区达到了使其现在进行的活动能够得以长期持续的程度。"可持续发展"概念首先由世界环境与发展委员会于 1987 年在《我们共同的未来》的研究报告中正式提出，当时仅被应用于人类活动对自然和生态环境影响的范畴。此后这一术语，包括了人类活动对社会和经济的影响，引申出经济可持续发展、社会可持续发展的命题，是发展经济学中常用的宏观意义上的概念，后来引入企业管理学的微观分析。将可持续发展理论运用到医院管理中就产生了医院可持续发展的概念，这是医院管理学研究发展的必然选择。

关于医院的可持续发展问题，学界与业界目前没有一个完整的表述，进行完整的表述亦具有一定的困难，因为医院可持续发展的内涵具有一定的阶段性和历史局限性，它会随着时间和空间的转变而出现新的特征和内涵。医院要做大并不难，但要做强比较难，因此医院的可持续发展是指医院如何在竞争中由小变大、由弱变强，不断进行自身飞跃发展的过程。它不仅体现在时间维度上的持久，更体现为医院本身价值维度的提高，包括规模的扩大、业绩的提高、医疗质量的提升；还体现为医院发展的创新性，即通过技术、管理、文化创新为医院的发展提供强大的动力。① 因此，医院的可

---

① 李元峰，吴亚平．论新医改条件下大型公立医院可持续发展战略［J］．中国医院管理，2010（6）．

持续发展既要考虑医院短期的效益，又要考虑医院远期的持续效益，以及建立和维持良好的公共关系。

医院的可持续发展有三个特点：

（1）动态性

医院的可持续发展是不断突破自身发展的上限，不满足于一次超越所带来的成果，不断进取，保持医院的发展势头。

（2）外延性

医院的发展不仅是追求自身在市场不断盈利，更重要的是通过医院的不断发展为居民提供更好的医疗服务，施惠于民。如果仅从追求利润的角度来看医院的可持续发展，就会脱离医院的本质属性。从产品交换的角度来看，医院具有生产性和经营性；从资金的筹集与分配方式来看，又具有福利性和公益性。

（3）时间性

指医院的可持续发展所涉及的时间是有期限的，这一时间跨度在医院的经营中是可控的。

因此，医院的经济增长和医院的发展是两个不同的概念，医院的发展不仅是指医院的经济增长和规模的扩大，还包括如何体现医院的公益性和社会责任性。[①] 不同于企业的发展可以是完全的逐利行为，医院需要将经营性和公益性有机统一，并偏重于公益性。

当一个医院处于持续成长的状态之中时，会表现出一些显著的特征，大体归纳为以下几点：

（1）目标的战略性

每一家医院由于自身的特征和医院发展的预期目的不同，所追求的目标也不同。医院的可持续成长强调的是医院的持续成长性，是医院的最高战略目标，医院的一切目标都要服从和服务于这个目标，从而实现医院的良性发展。

（2）自身的创造性

医院进入了良性循环，才会具有真正的活力、动力，因为医院

---

① 吉琳. 关于当前医院可持续发展的思考［J］. 中华医院管理杂志，2007（7）.

需要源源不断的物质和能量供给，这种能量不仅需要外部环境的直接输入，还需要自身不断地创造，需要加强自身的内涵建设，包括提升管理能力、加强文化建设、增强创新力、激活公共关系活力等。

（3）环境的适应性

"如果对成功的企业进行全面、系统的分析，就会发现一个共同点，即这些企业都具有较强的适应环境变化的能力。这种适应能力是企业对市场信号显示的反应。哪个企业能够反应很快，适应能力很强，哪一个企业就能永远保持竞争的优势。"① 医院也是如此，医院需要适应不断变化的外部环境，同时要实现自身资源与外部环境的不断匹配，从而保证在不断变化的环境中持续成长。

二、竞争力理论

竞争力理论包括国家、产业和企业三个层次。② 本书认为医院和企业在形式上具有相似性，因此，本书关注企业竞争力这一层次，并将其应用于对医院竞争力的分析中。世界经济论坛（WEF）认为，企业竞争力是指企业在目前和未来，在各自环境中以比它们国内和国外的竞争者更有价格和质量优势来进行设计、生产并销售货物以及提供服务的能力和机会。此定义说明企业竞争力的关键是价格和质量，同时强调其受环境的影响。1994 年，由 WEF 和 IMD（瑞士洛桑国际管理学院）一起合作完成的《国际竞争力研究报告》中，将企业竞争力定义为：一个公司在世界市场上均衡地生产出比其他竞争对手更多的财富。这一定义主要是将企业的结果即财富作为判断竞争力的标准。WEF 和 IMD 同时提出了国际竞争力的公式：国际竞争力＝竞争力资产×竞争力过程。③ 迈克·波特教

① 刘力钢. 企业持续成长论［M］. 北京：经济管理出版社，2001.

② Nelson R. Recent writings on competitiveness：boxing the compass. Calif. Manage. Rev.，1992，34（2）：127-137.

③ IMD. The World Competitiveness Yearbook. 2002.

授①认为企业的竞争力是企业的客户愿意为企业创造的超过企业成本的价值。这一定义主要强调竞争力的市场表现。日本学者藤本龙弘认为企业的竞争力是动态的，将企业本身的能力、有待提高的能力、建立企业本身和潜在的能力分别称为静态能力、改善能力和进化能力。中国学者将 WEF 和 IMD 提出的国际竞争力公式改为产业竞争力分析模型：产业竞争力＝竞争力资产×竞争力环境×竞争力过程。②

波特在《竞争战略》一书中提出，竞争作用力有五种：进入威胁、替代威胁、客户价格谈判能力、供应商价格谈判能力和现有竞争对手的竞争。针对这五种竞争力，波特提出三种基本竞争策略，可以使企业战胜其他对手，这三种基本竞争策略是：总成本领先战略、差异化战略、目标集聚战略。③ 医院的总成本领先战略是指在医院的规模、设施、研究开发、广告等方面，最大限度地减少成本费用，使成本低于竞争对手。医院的差异化战略是形成在健康产业内独特的东西，并通过这种独特的东西赢得患者忠诚度，患者的忠诚度及由此带来的价格敏感性下降可以称为医院的竞争优势。目标集聚是指将目标积聚于某一特定的顾客群，使医院能够在某一狭窄的市场中获得优势。虽然波特的竞争力是以企业的盈利能力作为判断依据，但是这种竞争战略的理论也可以用于医院之间的竞争，医院必须在竞争中降低成本、提供特色服务、针对某种人群，三者选其一，才能在竞争中占有优势。当然，医院本身的性质与企业不同，因为医院具有公益性；但三种基本的竞争策略仍然适用于医院，因为医院也具有经营性。

① Porter M E. From competitive advantage to corporate strage. Harvard Business Review, 1987：43-59.

② 朱春奎，朱立奎. 产业竞争力的形成机制与发展阶段 [J]. 科学进步与对策，2003（4）：174-175.

③ 迈克尔·波特著，陈小悦译. 竞争战略 [M]. 北京：华夏出版社，2009.

表 1-1 医院的三种基本竞争战略

战略优势	战略目标
总成本领先（低成本地位） 差异化（独特性）	全医疗服务市场范围
目标集聚	健康市场

竞争力的分析模型中最著名的是波特的"钻石竞争"模型理论，是一种适应全球化下产业国际竞争力的分析模型，包括政府行为，机遇，企业经营战略、结构与同行竞争，相关产业状况，需求状况，要素条件六个因素，其中前两项为辅助因素，后四项为决定因素，六个因素之间相互联系。这一钻石模型构筑了竞争力研究体系，对产业竞争力的形成机制作出了较为合理的解释。由于钻石模型主要是解释美国的情况，在解释其他国家的时候会缺乏说服力。波特后来逐渐在此基础上设计了"双重钻石模型"、"九要素模型"、"一般化的双重钻石模型"等，使得模型能够分别对加拿大、韩国等国的经济状况作出说明。

国家竞争力评价最著名的机构是瑞士国际洛桑管理学院和日内瓦的世界经济论坛。瑞士国际洛桑管理学院每年出版《世界竞争力年鉴》，评价各个国家的国际竞争力，主要从国家给企业创造有竞争力的国内、国外环境的能力的角度，将国际竞争力分成 8 个决定要素，46 个分竞争力，这 8 个要素来源于 4 对力量：本地化与全球化、吸引力与渗透力、资源与工艺过程、个人冒险与社会协调发展。共分成 290 个指标对国家竞争力进行评价。由于这一竞争评价结果是以竞争力的某一个侧面来进行评价，所以评价结果与实际的国家竞争力有差距。

世界经济论坛每年出版《国际竞争力研究报告》，将国家获得中长期经济发展的能力定义为国家竞争力，其国家竞争力的评价指标主要有四个：经济增长能力、当前经济发展能力、经济创造力、环境管理制度竞争力。由于该评价指标对于竞争力缺乏有力的理论作为指导，使得评价的结果在信度方面还不稳定。

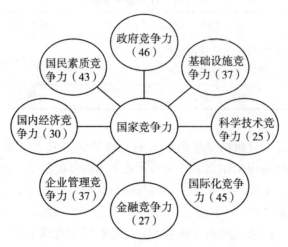

图1-1 国家竞争力决定要素模型
（注：括号内数字为指标数量）

还有学者建议用人均 GDP 来衡量国家竞争力①；并且发现出口份额与人均 GDP 之间存在很强的正相关，两者与国家竞争力之间得到的关系具有一致性。因此，认为出口额和国际竞争力之间存在紧密联系。②③ 但是仅用出口额来反映国家竞争力，忽视教育、文化等领域的影响，此种评价方法显得过于单一。

企业竞争力评价大多是将企业的竞争力落脚于企业的盈利能力，基于利润建立企业竞争力评价模型。企业竞争力的决定因素包括产品生命周期、市场竞争结构、产品类型三个方面。④ 其中根据

① Peter J. Buckley. Pass and Prescott, Measure of International Competitiveness: A Critical Survey. Journal of Marketing Management, 1988, 4: 175-200.

② John F. Helliwell and A. Chung. Aggregate Productivity and Growth in an Internatinal Comparative Setting. New York . Oxford, 1992: 49-79.

③ 张金昌. 国际竞争力评价的理论和方法 [M]. 北京：经济科学出版社，2002.

④ 张金昌. 国际竞争力评价的理论和方法 [M]. 北京：经济科学出版社，2002.

产品生命周期来确定企业竞争力的决定因素对于本研究具有借鉴意义，并能据此分析不同健康服务产品周期竞争力决定因素。表 1-2 显示了不同健康服务产品周期竞争力的决定因素，每一个周期都包含软实力的要素在其中，可见，软实力是竞争力的不可忽视的因素。

表 1-2　　　不同健康服务产品周期竞争力的决定因素

产品周期	竞争力决定因素
进入期	医疗技术、医院管理层领导能力、医院服务营销、医疗质量
成长期	医院服务营销、成本、医疗技术、医院领导层管理能力
成熟期	价格、医疗技术、医院服务营销、医院管理层领导能力、医疗质量
衰退期	卫生技术人才、医疗技术、环境

三、发展理论

20 世纪 60 年代的发展理论以"GDP 膜拜"为特征，这是由于各国把发展看成一种经济现象，因此以追求物质财富的增长为单一维度，联合国第一个十年（1960—1970）发展规划中，提出十年的目标是发展中国家的国民生产总值每年增长率达到 5%，可见这一时期全世界以追求经济指数的增长为目标，而没有提到社会指数的发展。这种发展观的出现是在第二次世界大战之后，发展中国家遭受战争的创伤，亟须提高生产力，消除贫困，解决温饱问题，因此以经济发展作为目标的发展观有其深刻的历史背景。在这种发展观的指导下，发展中国家的经济得到了快速的发展，但是由于追求经济发展指数，往往以牺牲文化建设、教育、社会福利等为代价，这样造成的结果就是经济增长与社会发展不成正比，有时还出现 GDP 快速增长，但是社会却没有发展，甚至倒退，这一现象迫使人们对以经济发展为主的发展观进行反思。①

反思的成果就是 20 世纪 70 年代开始放弃了以经济增长为核心的发展观,强调社会的全面发展,即强调经济、社会、环境的综合发展。作为社会发展驱动力的经济增长,其重要地位毋庸置疑,但其并不能够取代一切,其作用也并不是至高无上的。联合国第二个十年(1970—1980)发展规划不再单一地强调效率,公平的重要性被重视,独尊经济发展的观念转变为重视社会综合发展,尤其是注重人的发展。而相应的评价指标变得比较复杂,并将人类发展指数(HDI)作为衡量国民生活真实状况的重要指标,而且联合国计划开发署每年组织专家发布人类发展报告。传统的发展观和综合的社会发展观将人类发展的目标进行了重新定位,人不再是经济发展的手段,而是人类发展的目标,经济的发展是人发展的手段,不是发展的目标。

发展观的变化必然引起发展评价指标的变化,由单一的经济评价指标转向以人为目的的评价,然而,人的发展的评价又分成几个层次,按照马斯洛的需求层次理论,人的需要从低到高依次为生存、安全、归属、尊重和自我实现五个层次,低的需要被满足后不再称为激励因素。相应地,人的发展指标也包括几个层次,首先是生存层面(衣、食、住、行、寿命等),其次是发展层面(职业规划、职业生涯等),最后是心理感受层面(满意度、幸福指数等)。因此最终将生活质量、满意度、幸福指数作为衡量人发展的指标,标志着“以人为本”人文发展观时代的到来。

财富是提升人类幸福感的有效指标,当国家的经济水平较低的时候,人们的收入数量与幸福感是紧密相联的,但是心理学家研究发现,当人均 GDP 超过 3000 美元(1981 年的物价标准)时,收入与幸福感无相关。因此,经济的增长并非创造幸福的唯一因素,仅是次要因素。

法国哲学家、社会学家弗朗索瓦·佩鲁提出“发展=经济增长

---

① 沈杰. 从“GDP 崇拜”到幸福指数关怀 [J]. 江苏行政学院学报,2006(3).

+社会进步"的公式，并基于"以人为中心"的意愿，提出了"整体的"、"综合的"、"内生的"新发展观。20 世纪 90 年代，出现了以扩展人的选择与自由为核心的人文发展观，发展的内涵进一步拓宽与深化了。发展不仅包括经济的增长、就业的创造、收入分配的公平、环境的改善与发展的可持续性，还包括政治民主与文化自由等内容。

将上述发展观应用到医院的发展，则要处理好内涵建设和外延建设之间的关系。① 在不同的经济环境和医院发展目标约束条件下，医院发展的内涵和范式是不同的，要求医院的经营观、组织价值观和管理重心随之调整，这一点与企业的发展是相通的。②③④而本书是在医院的硬实力得到飞速发展，注重以顾客为中心的条件下来进行软实力发展的研究。

四、消费者剩余理论

主要是指福利经济学理论中的"消费者剩余"。这一概念是由著名经济学家马歇尔最先提出来的，通俗地说，"消费者剩余"就是消费者为购买一种商品或服务愿意支付的价格减去其实际支付后的节余部分。⑤ 消费者剩余是衡量消费者福利的重要指标。

那么，对于医院来说，患者是医院的消费者，患者的消费者剩余越多，说明患者从社会获得的福利越大。卫生产业的福利等于患者的福利剩余加上生产者的福利剩余，生产和消费是社会再生产的

① 张红喜. 试论新时期医院的内涵与外延建设［J］. 中华医院管理杂志，1997（3）.

② 于光远，王琳，陈大军等. 人性化服务理念与医院内涵建设的探讨［J］. 解放军医院管理杂志，2007（3）.

③ 于光远，王琳，陈大军等. 人性化服务理念与医院内涵建设的探讨［J］. 解放军医院管理杂志，2007（3）.

④ 郭琪，张鹭鹭，范思昌等. 顾客原理在持续型医疗质量提高中的应用［J］. 中华医院管理杂志，2000（9）.

⑤ 郭伟和编著. 福利经济学［M］. 北京：经济管理出版社，2001.

起点和终点，两者相互依存。在市场经济条件下，患者的利益高于一切，医院与患者不仅是平等竞争的关系，而且医院的利益与生存由消费者决定，医院依赖市场实际上就是依赖患者，医院生产和经营的目的是为患者服务，是为了增加患者的消费者剩余，如果政府是为了增加生产者剩余，损害或减少消费者剩余，就完全背离了生产的目的。显然，相对于提高硬实力的高额成本来说，提升医院软实力是增加患者消费者剩余的必然选择。

五、软实力理论

20世纪90年代约瑟夫·奈在《谁与争锋》一书中首次提出"软实力"一词，2004年在《软力量：世界政坛成功之道》一书中将这一概念进一步进行阐述和补充，认为软实力是指通过吸引别国而不是强制它们来达到目的的能力，其来源包括三个方面，即文化、政治价值观和外交政策。[1][2] 并认为软实力与硬实力一样重要，硬实力（hard power）通常是指支配性实力，包括基本资源（如人口、土地、自然资源）、经济力量和科技力量；而软实力通常是指制度、文化等实力。[3][4]

软实力的观念自提出来之后，不但在国家政治层面引起人们以新的视角审视国际关系学，也使人们开始在各个领域研究软实力。但是当软实力传到中国后，人们对其产生了不同的理解，目前关于

---

[1]　Joseph S. Nye, Jr. Soft Power: the Means to Success in World Politics. New York: PGW Publishers, 2004: 11.

[2]　Joseph S. Nye, Jr. Bound to Lead: The Changing Nature of American Power. New York: Basic Books, Inc. Publishers, 1990.

[3]　[美] 约瑟夫·奈著, 吴晓辉、钱程译. 软力量：世界政坛成功之道 [M]. 北京：东方出版社, 2005.

[4]　[美] 约瑟夫·奈. "软权力"再思索 [J]. 国外社会科学, 2006 (4).

soft power 的翻译有 4 种，包括软实力、软权力、软力量和软国力。① 其中有的学者对于软实力与软权力进行了一些辩论，认为软实力与软权力适用的背景应该不一样，软权力更适用于国际政治角度，而软实力更适用于文化战略和建设角度。② 另外，软权力明显是以征服和控制为基本目的，其运作方式必然以算计和角逐为主；而软实力主要是以价值为中心，强调的是吸引力和感召力。③

关于软实力概念的研究几乎还是引用约瑟夫的思想，或者在其内涵上进行延伸和扩展。但是国内关于软实力的核心是什么产生了争论，以阎学通等为代表的学者认为软实力的核心应该是政治力，提出了"政治实力是操作性实力，而文化实力是资源性实力"，"政治实力的增长会带动文化实力的发展，但文化实力的发展则不必然带动政治实力的发展"等观点。④ 而以陆钢、高占祥为代表的学者认为，"文化实力弱让中国失分"，并明确提出文化力是软实力的核心。⑤⑥ 有学者认为软实力=政治实力×（1+文化实力）。⑦陆钢提出，软实力的本质就是指国家的对外吸引力、劝说能力，其源头是文化、价值观和具有正统性（合法性）的政策。⑧ 吴旭的《中国软实力不能吃老本——兼与阎学通、陆钢两位教授商榷》一文，则对这两种观点进行了综合分析，认为分歧是因为两者对于政

① 张小明. 约瑟夫·奈的"软权力"思想分析［J］. 美国研究，2005（1）.

② 郭洁敏. 当前我国软力量研究中若干难点问题及其思考［J］. 社会科学，2009（2）.

③ 李河. 谈谈"软实力"的概念［J］. 西安交通大学学报（社会科学版），2009（3）.

④ 阎学通. 软实力的核心是政治实力［J］. 世纪行，2007（6）.

⑤ 陆钢. 文化软实力弱让中国失分——与阎学通教授商榷［J］. 世纪行，2007（6）.

⑥ 高占祥. 文化力［M］. 北京：北京大学出版社，2007.

⑦ 陈赞晓. 中国文化经济的形成和发展［J］. 现代经济探讨，2007（7）.

⑧ 北京大学中国软实力课题组. 软实力在中国的实践之一——软实力概念［DB/OL］. 人民网理论频道，2008年3月5日.

治力和文化力的内涵未达成一致而产生的，比如对于文化力，阎学通认为它是一种静态的力，而陆钢等人认为文化力是引导一切行为的"力"。

还有学者持广义的软实力论，美国学者尼古拉斯认为军事以外的影响力都是软实力。王树林教授认为："软实力是指硬实力以外的所有非物质力量。"北京大学软实力研究组从软实力的作用方式的角度认为："软实力是通过诉诸情感、理性和信仰，促使客体按照主体期望的方式行动，从而帮助主体得偿所愿的能力。"① 上述软实力的定义都强调软实力的非物质性和对其他对象的影响力。

软实力的概念进一步从国家软实力引申到区域软实力，戴业炼等认为区域软实力包括狭义和广义的区域软实力，广义区域软实力指区域内以软资源为基础、软设施为平台、软环境为保证、软产业为主体、软投入为支撑、区域形象为标志、软能力为关键、软人才为根本的"8S"要素集成所形成的区域创新力、凝聚力和影响力。狭义区域软实力指区域内以文化事业为基础、以文化创意产业为先导、以文化产业为主体、以文化贸易为标志的区域创新力、凝聚力和影响力。狭义软实力，即文化软实力。② 广义和狭义软实力的落脚点都是创新力、凝聚力和影响力，但是支撑点不一样，前者包含了从有形到无形的形成软实力的要素，而后者只强调文化产业所发挥的力量。

在对软实力的内涵进行争论的同时，关于软实力的构成要素也出现了不一样的声音。软实力的要素中研究比较多的是国家和区域软实力，有学者提出城市软实力的构成公式：城市文化软实力＝经济实力×（文化凝聚力＋文化创新力＋文化辐射力＋文化传承力＋文化保障力）。③ 王树林教授认为北京的软实力包括人力资本实力、

---

① 韩勃，江庆勇著．软实力：中国视角［M］．北京：人民出版社，2009．

② 戴业炼，陈宏愚．软实力研究评述［J］．科技进步与对策，2006（11）．

③ 谭志云．城市文化软实力的理论构架及其战略选择［J］．学海，2009（2）．

科技创新实力、文化实力、教育实力及首都优势等。① 关于国家软实力构成要素的相关观点见表1-3。

表1-3　　　　　　　不同作者提出的国家软实力构成要素

作　者	构成要素
阎学通	国际吸引力、国际动员力、国内动员力②
赵磊	文化外交、多边外交、对外援助政策③
周桂银	建立并控制国际制度的能力、文化与价值观及意识形态、外交政策所产生的国际形象和地位④
胡键	结构性资源、功能性资源和政策性资源⑤
龚铁鹰	制度性权力 、认同性权力和同化性权力⑥

在软实力的概念研究指向国家层面和区域层面的同时，在企业等部门领域也开始研究软实力，甚至将软实力扩展到个人层面，⑦使得软实力的概念得到衍生，应用范围扩大。比如李莉认为饭店的软实力构成体系包括品牌、形象、文化、创新和人才。⑧ 有人提出成功企业软实力的四种模式，即技术和创新的领导者、独具魅力的

———————

①　王树林．软实力：北京发展经济的比较优势 [J]．新视野，2005 (5)．

②　阎学通，徐进．中美软实力 [J]．现代国际关系，2008 (1)．

③　赵磊．理解中国软实力的三个维度：文化外交、多边外交、对外援助政策 [J]．社会科学论坛，2007 (4)．

④　周桂银，严雷．从软实力理论看美国霸权地位的变化 [J]．解放军国际关系学院学报，2005 (1)．

⑤　胡键．软实力新论：构成、功能和发展规律 [J]．社会科学，2009 (2)．

⑥　龚铁鹰．论软权力的维度 [J]．世界经济与政治，2007 (9)．

⑦　庞中英．中国的软国力问题 [N]．佛山日报，2006 年 9 月 13 日．

⑧　李莉．饭店软实力的构成体系与形成路径研究 [J]．旅游论坛，2009 (1)．

管理和领导、有责任感和影响力的企业公民、与客户内心渴望的共鸣。① 这四种模式实际上是软实力的各种资源或组成部分。软实力也被引入到了医院，但是关于医院软实力的描述非常粗糙，其描述大多避开医院软实力的定义。在医院软实力本身的内涵还未界定清楚的情况下，不可能进一步探讨其构成要素。

---

① 谢祖墀．下一个关键词：软实力！［J］．经理人，2007（7）．

第二章 医院软实力评价概念模型的构建

一、医院软实力理论研究的假设前提

研究医院软实力隐含的理论假设包括两种相互对立的观点：一种假设认为医院是一个机械的无机体，是获得利益的工具；另一种假设认为医院是一个生命的有机体，具有一定的周期性，在发展的过程中需要与外界环境进行良好的互动。由于理论假设不一样，研究的思路也会有所不同。

在企业理论中，生命周期是一个非常重要的概念，一般把企业的发展、成长、成熟和衰退视为生命周期现象。有两种生命周期概念，一种是产品生命周期，一种是需求生命周期。前者认为企业在每一个周期的竞争状况不同，应根据不同的竞争状况制定企业管理的战略；后者认为顾客有某种特定的需求，在不同的时期会有不同的产品来满足这些需求，进而观察顾客需求是怎样随着时间演变。由于消费者偏好在不断改变，技术在不断发展，外部环境也在不停地变换，与其为了保卫特定的产品而努力，不如为了确保能够继续满足顾客需求而战。①

美国学者伊查克·爱迪斯（Ichak Adizes）深入研究了企业如何发展、老化和衰亡。他把企业生命周期分为十个阶段，即：孕育期、婴儿期、学步期、青春期、壮年期、稳定期、贵族期、官僚化

---

① 缪国书. 企业可持续成长机制研究［M］. 武汉：武汉大学出版社，2010.

早期、官僚期、死亡。① 爱迪斯对企业生命不同阶段的特征做了深入分析，揭示了企业生命周期的基本规律，有利于对企业的发展周期进行预测，并对未来的问题及早采取预防措施。

科林斯（James Collins）和波拉斯（Jerry Porras）认为企业长盛不衰的原因包括两个方面：一是随机应变的核心思想，另一个是进取精神。②③

阿里·德赫斯（Arie De Geus）对世界上的长寿公司进行研究，发现长寿公司具备的关键因素是对周围环境非常敏感，并能及时反应。长寿公司具备较强的凝聚力、员工有较强的认同感。他认为企业要为发展而管理，而不是为利润而管理。④

在 20 世纪 90 年代，企业资源基础论认为企业保持高度竞争力的关键在于企业内部能力、资源和知识积累，企业内部资源相对于企业外部资源更具有竞争优势，并且这种内部资源是能够感觉到的，但是看不见、摸不着，难以以买卖形式获得，与知识相关，等等。

企业周期理论同样可以运用于医院中。人们理解的生命周期是从生到死的过程，但是中国公立医院目前不存在退出机制，如果按照医院生命周期理论来看，很难解释中国公立医院的发展问题。一方面是因为医院本身是高度信息不对称的；另一方面，中国的区域卫生规划赋予公立医院特定的任务，政府主导使得医院可以脱离市场竞争，并在一定时期、一定区域形成垄断且长期存在。因此，也就不存在公立医院的死亡过程，但存在医院的经营能力、管理能力的多次重复。医院这种从一个发展阶段到另一个发展阶段并周而复

---

① ［美］伊查克·爱迪斯．企业生命周期．北京：中国社会科学出版社，1997.

② Collins and Porras. Build to Last: Successful of Visionary Companies, Harper Collins. New York，1994：9.

③ 科斯林和波拉斯．企业不败［M］．北京：新华出版社，1998.

④ 阿里·德赫斯：长寿公司——商业"竞争风暴"中的生存方式［M］．北京：经济日报出版社，1998.

始的过程，可以看成医院的生命周期。医院软实力本身也存在周期性，并蕴含在医院发展的周期性中，在医院软实力的孕育阶段，软实力是没有的，到发展阶段，医院软实力逐渐成长，继而发展，最后衰退，但是软实力又找到重新的竞争维度，又出现软实力从无到有的过程，所以医院软实力本身存在生命周期，在软实力不同的生命周期中，医院内部需要采取不同的管理策略。

医院在最初的发展阶段，主要是硬资源的竞争，包括房屋、设备、床位。而硬资源可以复制，并逐渐趋于相同，那么医院之间会倾向于技术、服务的竞争，技术和服务既带有硬资源的特性也带有软资源的特性。当医院发展到更加成熟的时候，主要依靠软资源的竞争，包括文化、制度、创新等，这些软资源甚至已经超脱于医院的技术、服务，更超脱于医院的硬实力。即医院与企业一样，会从最初的资源竞争、产品竞争转向文化竞争。因此，此时企业的竞争优势从有形转向无形（见图 2-1）。

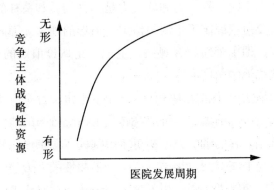

图 2-1　医院发展周期与医院竞争主体战略性资源之间的关系

因此，医院不是机械的无机系统，也不是纯粹的生命有机系统，而是人机合一的混合系统，在这一系统中，医院与周围的环境、医院内部之间及人与人之间和谐、平衡互动。医院的可持续发展不仅要满足医院目前的发展，还要考虑医院的长期竞争优势，获得社会的信任和认同。

二、医院软实力的概念界定

（一）医院软实力的概念

医院软实力的概念移植于国家软实力、企业软实力，尤其企业软实力，目前国内关于企业软实力的概念主要包含以下两种：

（1）企业主体通过对企业特定资源的占有、转化和传播，以吸引企业利益相关者等客体，获得他们的价值认同，使他们产生企业所预期的行为，最终达到企业目的的一种能力。①

（2）企业制度化的能力，企业在长期经营过程中逐步建立起来的制度体系和行为规范的总和。

综合目前的概念，软实力是一种能力，包括吸引力、转化资源的能力、制度化能力等。另一方面，软实力是一种价值观。从医院本身发展理念来说，硬实力和软实力是一种物质和精神的关系，重视软实力需要重视医院无形的价值观、无形的理念。因此，软实力有两个属性，即主观性和客观性，主观性是从价值观的角度而言，客观性是从能力的角度而言。

单纯从软实力的属性的任何一个角度来定义都会有所偏颇，软实力应该是将医院的思想、价值观转化为医院行为的能力，最终表现为对利益相关者的吸引力。相对于医院硬资源来说，软实力是附加在医院实物上能对利益相关者产生非强制性吸引力的内部品质的总和。包括一切能吸引利益相关者按照医院的意愿行事的非强制性力量，它吸引医院内部员工的认同、吸引患者的就医行为、吸引其他医院进行学习和借鉴。而狭义的医院软实力是指医院价值观念、管理模式等精神文化因素。

医院软实力的特征主要表现为：

---

① 黄国群，徐金发，姜涛等．企业软实力内涵、形成过程及作用机理研究［J］．软科学，2008（2）．

1. 医院软实力是不能买卖但能感知的隐性力量

医院软实力是靠医院这一组织所产生的对相关利益集团的吸引力，能够为人们所感知，但更多地体现为一种无形的影响力。

2. 医院软实力具有独特性

独特性是指每一家医院的软实力内涵都可以不相同。虽然不同，但都能从各个维度对利益相关者产生吸引力。

3. 医院软实力建设的长期性

医院软实力的建设是在医院文化、医院价值观、医院管理制度内化的基础上形成的，这种内化需要长时间的积累，这也是医院软实力不能买卖的原因之一。

4. 医院软实力的效用具有弥漫性

软实力一旦形成，就会渗透到组织的每一个角落，渗透到组织成员的价值观中，并且不易改变。

5. 医院软实力具有两极性

两极性是指医院软实力具有正向性和负向性，医院软实力对利益相关者产生的吸引力能促进医院发展，同时能产生良好社会效益，此为正向软实力；对利益相关者产生暂时的吸引力，但不能产生良好的社会效益，此为负向软实力。

6. 医院软实力具有非强制性

医院软实力的产生对于被吸引者不带有主观或客观的强制性，是患者自愿到医院就诊，是员工自愿为医院工作，是同行自愿追随并学习。

（二）医院软实力与硬实力的关系

关于硬实力与软实力的关系，目前有三种观点：一是硬实力占主导地位，软实力是硬实力的辅助和衍生力量，软实力以硬实力为基础①②，软实力不能离开硬实力发挥扩散作用；二是软实力起主导作用，软实力主导硬实力的发展方向和投送方向③；三是硬实力与软实力相互作用，失去硬实力，软实力是无水之源，失去软实力，硬实力淬不出锋芒。④

约瑟夫·奈将实力分为硬实力与软实力，并构建了二者之间的关系（见图2-2）。他认为一国的能力类型构成一个连续谱，从左到右，行为的强制性逐渐减少。胁迫和诱导属于命令式行为方式，而议程设置和吸引属于同化性行为方式。2007年，美国国际政治理论界在"软实力"的基础上提出了"巧实力"，并将其解释为"行为体将硬实力和软实力要素结合起来，使两方面相得益彰，从而使行为体目标得以有效而且高效率推进的能力"。⑤ 但是，由于硬实力与软实力涵盖内容广，关系复杂，因此，约瑟夫并未对两者之间的关系作出有力的解释。

命令　————胁迫　诱导　设定议程　吸引————→　同化

图2-2　硬实力与软实力关系图⑥

本书从硬实力和软实力的作用对两者关系进行梳理：

① 门洪华. 中国软实力评估报告（上）［J］. 国际观察，2007（2）.

② 郑永年，张弛. 国际政治中的软力量以及对中国软力量的观察［J］. 世界经济与政治，2007（7）.

③ 俞新天. 软实力建设与中国对外战略［J］. 国际问题研究，2008（2）.

④ 王键君. 软实力"升位"［J］.《瞭望》新闻周刊，2007（11）.

⑤ Ernest J. Wilson Ⅲ. Hard Power, Soft Power, Smart Power. The Annals of American Academy of Political and Social Science, 2008, 616 (3)：110-124.

⑥ Joseph S. Nye, Jr. The changing Nature of World Power. Political Science Quarterly, 1990, 105 (2)：177-192.

1. 医院硬实力对软实力的作用

硬实力资源是软实力发展的载体。文化、价值观的传播需要一定的基础设施，比如信息技术和信息基础设施在软实力构建中的作用。制度的建设、制度的实施需要以组织架构本身为依附，否则，软实力就成了无水之源。

硬实力为软实力的发展创造条件。这与马斯洛的需求理论具有内在一致性，应用到企业或组织也适用。大多数医院在草创阶段，解决医院职工的温饱问题是主要的目标；当医院发展到一定阶段，经费逐渐充裕，医院员工逐渐增多，必须建立医院文化和医院制度；医院规模更进一步扩大时，医院需要满足更多的社会期待。

硬实力的发展推动软实力提升。医院软实力要体现价值，需要硬实力发展的推动和激发。因为软实力只有在医院得到人们的了解之后，才会有产生认同的可能，而雄厚的硬实力会激发人们对软实力了解的意愿。

2. 医院软实力对硬实力的作用

软实力决定硬实力的发展方向。从国家大政方针到企业规章制度，都是先有制度的演变后有硬实力的发展。比如先有了中国改革开放的政策，后有中国 30 年的飞速发展，否则，硬实力的潜能不会得到释放。

但是，软实力和硬实力又具有独立性和矛盾性。独立性表现为软实力和硬实力在一定的条件下可以单独发挥作用，比如，经济落后的国家也可以有璀璨的文化。矛盾性表现为硬实力强的国家或企业，其软实力不一定强，甚至强大的硬实力如果运用不当，会削弱软实力。

本书认为医院的软实力不能完全脱离硬实力单独起作用，硬实力和软实力哪一个起主导作用，还需要考虑各个医院的发展阶段和整个社会大环境对于医院的要求。如果外界的政策导向是大力发展硬实力，软实力发挥的作用必定有限。同时医院硬实力与软实力的作用不能离开医院的发展周期和社会对于医院的期望（见图2-3）。

　　医院软实力的作用应该动态来看，软实力与国家医院整体发展周期有关系，在医院的最初阶段，以医院的硬件发展为主，软实力发挥的作用不是很明显，但是具有一定的渗透性，可以为医院的后期全面发展打下基础。随着医院的硬件条件逐渐获得满足，同等级医院的硬实力趋于一致，软实力的发展成为主导的竞争力。软实力成为主导竞争力的结论只适用于硬实力趋于同等的医院，如果医院的硬实力不趋于同等级，由于医疗技术的垄断性，百姓会主动选择硬件设施和技术好的医院。

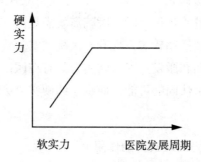

图2-3　医院软实力、硬实力与医院发展周期之间的关系

　　存在一种情况，即医院软实力比较强，硬实力不一定强，最终表现为医院综合实力不一定强。这可以通过两个方面进行解释：首先，不是医院软实力强，是软实力的某一方面比较强，这一方面还不是医院软实力的核心要素，因此无法显示竞争优势；其次，如果是医院的软实力整体比较强，医院还需要一定的时间发展，最终会表现为医院综合实力的增强。因此本研究认为医院软实力强，综合实力最终会强，但是综合实力强，软实力不一定强，软实力是医院综合实力发展的必要非充分条件。

　　硬实力是可以复制的。但是医院软实力的发展需要一定的载体，软实力的发展需要依赖医院硬实力。硬实力需要有一个基点，在这个基点之上发展软实力可以促进医院整体实力的飞速提高，在这个基点之下软实力发挥的效力有限。硬实力和软实力协同作用可以促进医院飞速发展。

三、医院软实力评价的要素界定

（一）医院软实力要素的文献分析

笔者在维普中文科技期刊数据库、中国学术文献测试总库、万方数据库进行中文检索，在 Pubmed、JCR Web 进行英文文献检索，以"医院 软实力"为关键词在中文期刊上查找到 2000—2008 年的文献 14 篇，以"企业 软实力"为关键词查找到文献 398 篇。

边界分析①②是用来判定医院软实力的要素边界。当所查阅文献数量的增加不能带来文献阐述软实力要素增加的时候，软实力要素界定即告结束。本研究中，共收集相关文献 412 篇，所界定的软实力要素关联性较弱。文献研究国内的期刊文献，不包括外文文献和书籍（见图 2-4）。

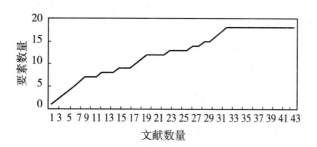

图 2-4　医院软实力要素的边界分析

---

①　于竞进. 我国疾病预防控制体系建设研究：困境 策略 措施 ［D］. 复旦大学，2006.

②　邵晶晶，于竞进，于明珠. 论证我国疾病预防控制体系公共职能偏废的治本策略 ［J］. 卫生研究，2005（2）.

图 2-5 中的边界分析表明，医院软实力的要素主要包括 20 个，分别是：文化力（思想力、策略力、行动力、形象力）、创新力、诚信、品牌、形象、价值观、服务、团队、亲和力、向心力、策划力、影响力、感召力、管理能力、公共关系、软性资本、技术、创新环境、业务拓展力、团队执行力。核心要素有 3 个，即文化力（核心思想）、创新力、品牌。

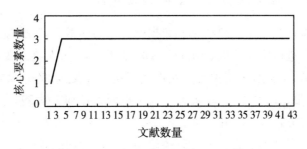

图 2-5　医院软实力核心要素的边界分析

将上述的 20 个要素进行融合，文化力、诚信、形象、品牌、价值观、团队、向心力、软性资本归为文化力；亲和力、感召力、策划力、管理能力、团队执行力归为管理能力；创新环境、创新力、技术归为创新力；公共关系、服务、影响力、业务拓展力归为公共关系活力。另外增加医院的协调应变能力。上述只是从文字类别上进行相近归类，具体的内涵需要进一步解释。

（二）各个要素的内涵

经过上述归类，医院软实力包含 5 个要素：文化力、管理能力、创新力、协调应变能力和公共关系活力。

文化力（Cultural Forces）的概念首先由日本学者名和太郎提出，是指文化对经济发展和社会进步产生的影响和作用，即文化的力量。企业文化力最初是指企业文化对企业绩效的影响力。[1] 国内

---

① Kotter，J，P. and J. L. Heskett. Corparste Culture and Performance. New York：1992，Free Press.

40

有学者认为企业文化力是指企业文化对竞争力的作用或影响①。本研究将医院软实力的概念引申至医院文化力。医院文化力是指经过长期积累的医院内部文化，将医院内部各种有效资源整合成为竞争优势的能力。这一内涵包括以下几个基本含义：（1）医院文化力是属于医院内部的，具有内隐、难以模仿的特征；（2）这种文化力的形成需要长期的积累，不是一蹴而就的；（3）能够整合医院的各种资源并形成竞争力，是医院生存和发展的强大内驱力。而医院文化力的最终落脚点是员工对于制度的认同，员工的行为符合医院的价值体系，医院形成共同的价值观。

医院文化对绩效产生明显的影响，并且世界各国都强调医院文化，提得比较多的是病人安全文化。在黎巴嫩进行的病人安全文化调查显示：部门团队精神、医院管理层支持病人安全文化、组织的不断学习和改进能改善病人安全。②③④ 在医院的每一个部门建立安全文化有助于减少医疗纠纷，因此卫生政策制定者应该鼓励医院管理者去建立并且保持安全文化。⑤⑥ "向更加安全医疗体系转变

① 聂清凯，赵庆. 企业文化力内涵、生成与功能体系研究综述及其展望［J］. 外国经济与管理，2008（11）.

② Fadi El-jardali, Maha Jaafari, Hanidimassi, et al. The current state of patient safety culture in Lebanese hospitals: a study at baseline. International Journal for Quality in Health Care 2010, 22（5）: 386-395.

③ Smits M, Wagner C, Spreeuwenberg P et al. Measuring patient safety culture: an assessment of the clustering of responses at unit level and hospital level. Qual Saf Health Care, 2009, 18: 292-296.

④ Blegen M, Gearhart S, O'Brien R et al. AHRQ's hospital survey on patient safety culture: psychometric analyses. J Pat Saf 2009, 5: 139-144.

⑤ George D. Dalton a, Xanthia F. Samaropoulos, Augustine C. Dalton. Improvements in the safety of patient care can help end the medical malpractice crisis in the United States. Health Policy, 2008（86）: 153-162.

⑥ Clinton HR, Obama B. Making patient safety the centerpiece of medical liability reform. New England Journal of Medicine 2006, 354（21）.

的最大挑战是改变医院文化"的观点得到一致认同,① 并且已经开发了比较成熟的病人安全测评工具（如 SAQ）。②③ 通过建设先进医院文化去提升医院核心竞争力得到了许多学者的认同。④⑤

管理能力（Managerial Competence）是指从事管理的能力, 负责某项工作使之顺利进行的能力。⑥ 另一种说法是指管理系统的管理能力, 是管理力量的总称。⑦ 本研究中医院管理能力不仅仅指管理者的管理素质, 还包括管理手段的科学化、现代化, 是医院综合的管理能力。在医院行为中具体表现为医院的领导能力、医院的管理制度和对患者的管理。

创新力（Innovation Ability）是指在生产经营活动中善于敏锐地觉察旧事物的缺陷, 准确地捕捉新事物的萌芽, 提出大胆的、新颖的推测和设想, 进行周密论证, 拿出可行的解决方案的能力。⑧ 医院的创新力表现为医院的科研创新和管理创新。

应变能力（Contingent Ability）是指灵活机动地应付突然发生

---

① Colla JB, Bracken AC, Kinney LM, et al. Measuring patient safety climate: A review of surveys. Qual Saf Health Care, 2005, 14 (5): 364-366.

② Pronovost P, Sexton B. Assessing safety culture: Gu idelines and recommendations. Qual Saf Health Care, 2005, 14 (4): 231-233.

③ Sexton JB, Hel mreich RL, Neilands TB, et al. The safety attitudes questionnaire: Psychometric properties, benchmarking data, and emerging research. BMC Health Services Research, 2006, 6: 44.

④ 许栋, 汪宏波, 龙洪波. 建设先进医院文化, 提升医院核心竞争力 [J]. 医学与社会, 2008 (6).

⑤ 杜楚源, 王小林. 以医院精神为核心建设医院文化 促进医院全面发展 [J]. 医学与社会, 2008 (12).

⑥ 孙钱章主编. 实用领导科学大词典 [M]. 济南: 山东人民出版社, 1990.

⑦ 梁志燊主编. 中国学前教育百科全书·教育理论卷 [M]. 沈阳: 沈阳出版社, 1995.

⑧ 黄安永, 叶天泉主编. 物业管理辞典 [M]. 南京: 东南大学出版社, 2004.

的情况的能力。① 医院的应变能力是指医院灵活应对医院突发事件的能力，具体表现为危机处理能力。由于在危机处理过程中，需要使医院的各方面、各要素协同一致，互相配合，因此在"应变能力"前加上"协调"二字。

公共关系（Public Relations）是企业在一定公关意识指导下，运用现代传播沟通手段，在企业与社会公众之间建立起来的相互了解、相互信任、相互合作的和谐发展关系。② 医院公共关系指运用现代化的传播沟通手段、建立医院与公众之间关系的能力，公共关系活力（Public Relations Activity）则指这种能力的生机和蓬勃程度。具体表现为医院的传播能力、学术影响力和政策影响力。

四、医院软实力评价的概念模型

（一）概念模型的构建

医院软实力首先是一种思维范式。这种思维范式强调从片面追求物化的规模经济中脱离出来，追求医院的文化、价值、管理、创新、协调应变能力的提升。强调物质和精神的协调发展，社会效益和经济效益兼顾。经济效益是医院发展的物质保障，社会效益是医院生存的根本，社会效益和经济效益相互依托。而医院的硬实力是医院经济效益的体现，医院社会效益体现为医院软实力的高低，医院社会效益的实现主要是通过医院全心全意为人民服务的价值观以及良好的医院文化，表现为医务人员良好的医德医风、服务态度和以人为本的管理理念。最终表现为患者满意度和员工满意度。医院的经济效益主要是通过医院良好的医疗技术、较高的医疗质量以及先进的管理水平来体现。良好的社会效益会带来医院声誉的大大提

---

① 孙钱章主编. 实用领导科学大辞典［M］. 济南：山东人民出版社，1990.

② 刘诗白，邹广严主编. 新世纪企业家百科全书（第4卷）［M］. 北京：中国言实出版社，2000.

升，从而吸引患者就诊，必然带来经济效益的提升，而经济效益的提升又必然带来医院又快又好的发展，使医院有能力为群众提供更好的服务，创造更好的社会效益。因此，医院的社会效益和经济效益是相辅相成的。

目前，医院规模不断扩大，医疗设备不断完善，医院收入持续增加，但是群众看病难、看病贵的问题却非常突出。实际上反映出医院的物质发展与精神发展不协调，医院的经济效益与社会效益失衡。那么，追求医院软实力的发展是追求医院社会效益的提高，追求医院精神文化建设的不断发展。因此，从这个角度来说，医院软实力是一种思维范式，追求精神文化和社会效益的回归。

其次，医院软实力是客观存在的一种能力。这种能力外在表现为对医院的利益相关者的吸引力。

利益相关者是一家医院的拥有一种或多种权益的个人或群体，是受医院的行动、决策、政策、做法或目标影响的任何个人或群体，或能够影响医院的行动、决策、政策、做法或目标的任何个人或群体。利益相关者理论的核心思想是医院在经营过程中不仅要满足传统的投资者利益，还要满足利益相关者的合法需要和愿望。构建利益相关者理论的主要基础是：满足利益相关者的要求有利于企业自身利益的实现；满足利益相关者的要求是企业的伦理需要、道义需要。[1][2]

利益相关者以医院为中心，分成内部相关者和外部相关者，内部相关者指医护人员，外部相关者包括患者、政府、其他医院、媒体等。在企业的利益相关者理论中，将其分成主要和次要、社会和

---

[1] 付俊文，赵红. 利益相关者理论综述 [J]. 首都经济贸易大学学报，2006（2）.

[2] Donaldson, & Preston, LE. The stakeholder theory of the corporation: Concepts, evidence, and implications. Academy of Management Review, 1995（1）.

非社会类别的利益相关者。①② 本研究将其分为内部利益相关者和外部利益相关者，内、外部利益相关者是主要和次要的社会相关者，不包括非社会类别的相关者。

从竞争的价值角度来看，医院软实力主要表现在以下几个方面：（1）对外部顾客的吸引力，即对患者的吸引力，也是医院软实力竞争的落脚点。（2）对内部顾客的吸引力，即对医院员工的吸引力，医院员工赞同医院价值观，并将医院的价值取向与个人的价值取向进行有机的统一。（3）对其他医院的吸引力。这是医院在竞争中处于主导地位的表现，表明医院的价值理念不仅为同行业所接受，并愿意持续追随或学习。

医院软实力是在满足利益相关者合法需求的前提下展开论述的，由此软实力可以分成两个维度，一是软实力所吸引的对象，即利益相关者；另一个维度是对于各利益相关者的吸引力稳定程度。利益相关者分成内、外两个维度，吸引力稳定程度分成稳定和不稳定两个维度。

两对维度形成四种软实力类型：开放型、理想型、活力型和务实型（见图2-6）。

1. 开放型

医院软实力吸引大量外部社会利益相关者。软实力具有开放性，这种开放性注重与外部利益相关者的交流和沟通，注重自身形象对于外部社会利益相关者的吸引。在这种模型中，外部利益相关者不一定了解医院的内涵，因此此类型吸引力往往不稳定，但是通过医院的外部形象和口碑产生吸引力。

2. 活力型

吸引多数内部员工的认同。这种吸引集中体现在医院的管理和

---

① 赵红．基于利益相关者理论的企业绩效评价指标体系研究［M］．北京：经济科学出版社，2004.

② Wheeler David，Sillapaa Maria. The Stakeholder Corporation：A Blueprint for Maximizing Stakeholder Value. London：Pitman Publishing, 1997.

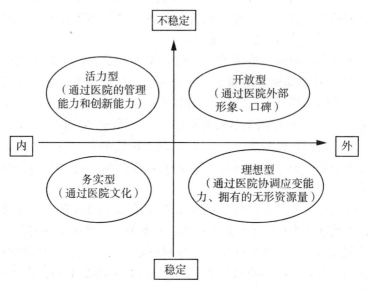

图 2-6　医院软实力评价（HSE）的概念模型

创新模式。医院注重其管理和创新模式，从而吸引大部分员工的追随，但由于没有与组织价值观完全一致，因此，活力型的软实力不稳定。

3. 务实性

大部分员工对于医院愿意持续自愿追随。务实型医院软实力注重向员工宣传医院文化，组织的价值观、组织的行为规范、组织的凝聚力能吸引员工并得到认同，同时内化为员工的价值观，因此，此种吸引力非常稳定。

4. 理想型

医院能够跳出本组织框架，有能力着力于外部利益相关者的吸引力构建，由于外部社会利益相关者的复杂性，使医院需要更多的组织智慧，因此称为理想型。医院具有良好的协调应变能力、公共关系活力，能够吸引外部利益相关者持续自愿追随。

在上述评价模型中，医院可能不是纯粹的哪一种类型，而是两种或三种类型的混合，但可能会偏向于某一种类型。

（二）医院软实力的作用机理

1. 医院软实力发展的动因

（1）医院软实力发展的外部环境

医院软实力的发展与社会价值观的回归有关。首先是社会需要公平的价值观，自1978年改革开放以来，中国的经济得到了飞速发展，但是，社会的不公平问题也日渐突出，城乡之间、经济发达地区与不发达地区之间收入分配差距、教育水平差距、医疗水平差距都在不断扩大。2000年，世界卫生组织（WHO）对全世界191个国家卫生系统绩效进行评估，中国的卫生系统公平性排在第188位，倒数第4名，这与新中国成立之初，中国用世界1%的卫生资源解决了占世界人口22%的卫生保健问题相比，相去甚远。

随着近几年社会各阶层差距逐渐加大，社会矛盾日趋激烈，社会呼唤公平正义价值观的回归。温家宝在2010年第十一届全国人民代表大会会议中答记者问的时候，提出公平正义"比太阳更有光辉"，强调我们的社会不仅要抓经济建设，同时要追求社会的公平正义，促进人的全面和自由发展，发展经济是为了满足人民群众日益增长的物质文化需求。这种价值观要求在各个领域重塑文化建设，重塑价值理念，而各个领域软实力的建设就变成当务之急。

其次是与公立医院公益性的回归有关。改革开放之后，为了减轻政府负担，提高医院发展的积极性，医院靠自身创收来维持运转，财政拨款大幅减少。医院追求自身利益的行为与其公益性的目标日渐分离，2009年4月，随着新的医改方案正式出台，强调公立医院的改革核心就是公益性的回归，这种价值回归是在医院过分追求经济利益的情况下提出的，但是强调公益性与追求经济效益并不矛盾，即公立医院的经济效益和社会效益需要协调、全面发展。

（2）医院软实力与医院可持续发展的关系

医院的可持续发展是指医院不断突破自身发展的上限，不满足于一次超越所带来的成果，不断进取，保持不断上升的发展势头。医院软实力的提升实际上是医院文化、管理理念、创新思维的不断提升，每一家医院都有自己独特的软实力，这种能力一旦形成，可以对患者和员工产生极强的吸引力，即"不战而屈人之兵"，不容易被复制。因此，独特的软实力一旦拥有，就可以提升自身在市场中的竞争力，而且这种竞争力所保持的周期比硬实力的周期要长，由于医院内涵的提升，所以其成本并不比硬实力高。与硬实力相比，其成本低，不易模仿，保持竞争优势的周期长，所以，软实力的发展是医院可持续发展的较优路径。

2. 医院软实力的作用机制

医院软实力的具体作用机制如图 2-7 所示：

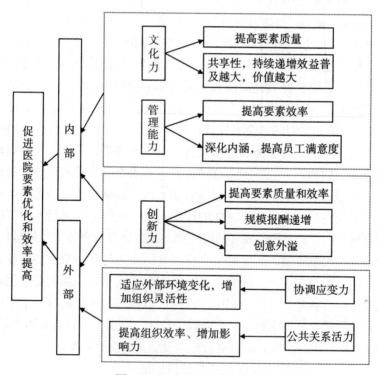

图 2-7　医院软实力作用机制

48

（1）医院软实力一方面可以提高医院要素的质量，另一方面可以提高医院要素的生产效率，促进医院的发展向集约型转变。发展医院软实力，有利于医院要素的内部优化，从而促进医院发展。

（2）根据内生经济增长理论，医院软实力能产生规模报酬递增效益，其中创新力尤其能促进医院实现规模收益递增。在医院文化、管理递增的生产中，创意的研发成本高，边际成本低，一个创意一旦被市场接受，可以持续带来递增收益，因此，文化生产中的规模收益递增特性决定了文化力促进医院经济增长的长期稳定性和持续性。

（3）医院软实力的范围决定了其目标的多元化，软实力不仅具有经济功能，同时具有社会功能和文化功能。医院软实力的增加一方面可以在无形中提高医院对患者的吸引力，强化员工的归属感，促进医院经济的增长，另一方面，以良好的公益理念服务于病人和社会，又是其社会功能的体现。

（4）软实力的收益具有共享性，对软实力要素的需求具有规模经济的特征。随着消费数量的增加，每个消费者获得的效用也将增长。医院文化产品和服务的消费存在很大的外溢效应。其价值不来源于稀缺，而来源于普及，普及程度越大，其价值越大。

（5）软实力通过协调应变能力和公共关系活力，增加医院适应内外部环境变化的能力，同时，提高医院的运行效率，增加医院在同行、在患者中的影响力。

第三章　医院软实力发展现状分析

由于软实力的复杂性，医院软实力评价数据统计口径缺乏，因此，本章采用患者满意度和医院发表论文数量 2 个指标来粗略地反映医院软实力的情况，同时对目前医院软实力发展所面临的外部竞争环境进行简要分析。

一、患者满意度分析

第二次全国卫生服务总调查开始关注患者的满意度。第二次全国卫生服务总调查是在 1998 年，第三次全国卫生服务总调查是在 2003 年，第四次全国卫生服务总调查是在 2008 年。综合分析三次卫生服务总调查的结果（见表 3-1），可以看出对于服务态度的不满意比例，2003 年比 1998 年略有下降，2008 年比 2003 年略有上升。

表 3-1　　　　　　　　　患者不满意比例

不满意比例/调查轮次	2th	3th	4th
服务态度（%）	3.8	3.18	4.4
技术水平（%）	3.4	2.45	3.9
医疗费用（%）	—	33.18	27.0

数据来源：《国家卫生服务调查分析报告》（1998、2003、2008）

二、医疗机构发表国内、国际论文的数量分析

论文的数量能够代表一个医院的科研创新水平，因此采用论文的数量来说明医院的创新力。

查阅中国科学技术研究所的统计数据，2003—2009 年医院系统的国内论文数量及其所占比例见表3-2：

表3-2　　**2003—2009 年医院发表的国内、国际论文数量及所占比例**

项目＼年度	2003	2004	2005	2007	2008	2009
国内论文数量（篇）	33489	46890	52331	76328	71353	86678
所占比例（％）	12.2	15.13	14.7	16.48	15.12	16.5
国际论文数量（篇）	550	369	756	916	1162	1379
所占比例（％）	0.68	0.39	0.5	0.47	0.48	1.3

数据来源：中国科学技术信息研究所

从图3-1、图3-2 中可以看出，在2003—2009 年，医院的国内、国际论文的绝对数量一直呈上升趋势，国内论文的数量呈逐渐上升

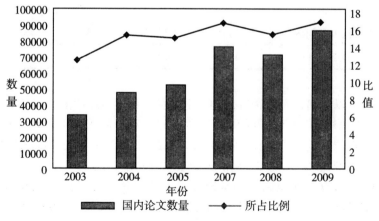

图 3-1　2003—2009 年医院国内科研论文发表情况

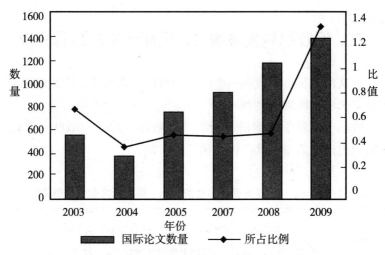

图 3-2　2003—2009 年医院国际科研论文发表情况

趋势，但是国际论文的比例存在明显波动。

　　以华西医院、华中科技大学同济医院、上海瑞金医院为例，2003—2007 年，三家医院 SCI 发表数量如表 3-3 所示：

表 3-3　　**2003—2007 年三家医院发表 SCI 论文数量**

年度 医院	2003	2004	2005	2007
华西医院	65	41	77	200
华中科技大学同济医院	58	34	53	80
上海瑞金医院	43	19	67	116

　　可以看出，三家医院的 SCI 论文发表数量呈逐年上升趋势。三家医院均是国内非常好的医院，而且这三家医院的 SCI 论文发表数量一直位于全国医院的前 20 名，因此，可以说明在 2003—2007 年，大型综合医院的科研创新能力在逐步提高（见图 3-3）。2003—2009 年医院国际科研论文发表情况是排除了医学院校附属医院来进行统计的，因此波动比较大，但是在 2008—2009 年有很大提高（见图 3-1）。

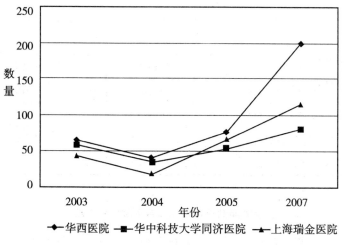

图 3-3　2003—2007 年三家医院发表的 SCI 论文数量

三、医疗市场竞争环境分析

本书以湖北武汉市为例，进行医院的竞争环境分析。经济学上一般以赫芬达尔指数（HHI）衡量产业竞争程度，本书采用医疗机构的市场占有率包括年门诊人次数、年住院人次数来测算 HHI 值，为了保证统计口径的一致，本书只分析武汉市经济类型统一的公立综合性医院，数据均来源于《湖北省卫生事业发展分析报告》（2008—2010）。

将 2008—2010 年武汉市年门诊人次数、年住院人次数的前 50 家综合医院进行 HHI 值计算，计算结果见表 3-4、表 3-5、表 3-6，为了显示计算的过程，本研究仅报告 2010 年市场份额排在前 6 位的医院名称。

一般来说，HHI 值小于 1000，表示医院处于高度竞争态势；HHI 值大于 1000 且小于 1800，处于中度竞争态势；HHI 值大于 1800，处于低度竞争态势。本研究中，HHI 值小于 1000，说明武汉市公立综合医院呈高度竞争态势。

表 3-4　　　　　2010 年武汉市公立综合医院门诊份额

医院名称	医院门诊量（人次）	市场份额（%）
同济医院	2681031	10.48
协和医院	2612991	10.22
武汉市中西医结合医院	1793895	7.01
武汉市妇女儿童医院	1698970	6.64
湖北省妇幼保健院	1121311	4.38
湖北省人民医院	1111588	4.35

表 3-5　　　　　2010 年武汉市公立综合医院住院份额

医院名称	医院住院诊疗人次数	市场份额（%）
协和医院	99638	8.87
同济医院	90473	8.05
武汉市妇女儿童医院	72247	6.43
湖北省人民医院	60670	5.40
武汉市中心医院	54521	4.85
武汉市中西医结合医院	50339	4.48

表 3-6　　　2008—2010 年武汉市公立综合医院市场集中度

项目 ＼ 年份	2008	2009	2010
门诊量	385.630	397.753	436.057
住院人次数	373.635	359.478	367.513

　　通过以上分析，可以推断湖北武汉的医疗市场在过去的 3 年时间里处于高度竞争状态。从目前的现实情况来看，竞争属于非价格竞争，而提供高精尖的仪器是非价格竞争的主要方式之一，虽然也满足差别化竞争的策略，但是这种硬件设备的差别化会导致医疗成

本增加或浪费，而如果从医院服务、管理、创新等角度来提供差别化的服务，既能增加市场占有率，又有可能从差别化的竞争中取胜，只是需要一定时间的累积。

四、医院硬实力之间进行"军备竞赛"的结果分析

"军备竞赛"一词来源于第一次世界大战后的欧洲列强之间开展的军备竞赛，第二次世界大战后，美国、苏联之间进行的长期军备扩张，主要指国家之间在军事装备的质量和数量上的竞赛。在本书中，"军备竞赛"主要指规模不断扩大、硬件设施不断尖端化的医院之间的硬实力竞争。

医院硬实力的"军备竞赛"，竞赛结果是出现医疗资源的浪费。本书采用理查德森军备竞赛模型来说明其危害。[1][2]

假设 2 家医院是竞争对手，

$$dX/dt = KY - \alpha X + g$$
$$dY/dt = LX - \beta Y + h$$

K 和 L 为对手潜力影响力系数，g 和 h 为对于对手的敌视程度，α 和 β 为自身硬实力抑制系数。

因此，上述方程中，如果双方对于对手的综合潜力有一定顾虑，K 和 L 的值就会高；而如果双方对于对手的敌视程度颇高，g 和 h 的值就会很高。

换言之，如果 g=h=0，即双方对于对方都不存在敌意。如果 g 和 h 为负值的话，即双方具有和平共处的诚意。[3]

① Williams, A. P. Richardson Arms Race Model. Retrievedfrom：http// shakti. trincoll. edu/-pbrown/armsrace. html. 2002.

② Rapoport, A. Mathematical Models in the Social and Behavioral Sciences. New York：Wiley, 1983.

③ Lehmann, B., McEwen, J., &Lane, B. Modifying the Rechardson Arms Race Model with a Carrying Capacity. A Course Paper. 2009, Jacksonville, FL：Jacksonville University Press.

如果 K、L、g、h 同时为 0，双方就永远不会扩张规模。当然，这些因素在理论上都是随着外界环境的变化而变化的。

在上式中，如果 K、L、α、β 都为 0，而"对于对手的敌视程度系数" g 和 h 不为 0 且为正数（设 g 和 h 均为 0.1），那么该微分方程组的解为：

$$X = 0.1t + C1$$
$$Y = 0.1t + C2$$

也就是说，双方的规模会随着时间而增长。

如果将以上一阶微分方程组化为二阶微分方程，对 A 医院而言，得到关于 X 的二阶微分方程：

$$d^2X/dt^2 + (\alpha+\beta) \, dX/dt + (\alpha\beta - KL) \, X = (\beta g + Kh)$$

同理，对 B 医院而言，可得到关于 Y 的二阶微分方程：

$$d^2Y/dt^2 + (\alpha+\beta) \, dY/dt + (\alpha\beta - KL) \, Y = (\alpha h + Lg)$$

假设 B 医院单方面缩小医院规模。即在某一时刻 $t = t_0$，$\beta = 0$，此时 Y 的二阶微分方程为：$d^2Y/dt^2 + (\alpha) \, dY/dt - KLY = (\alpha h + Lg)$

再假设 B 医院决定单方面减少规模，但 B 医院和 A 医院对于对方的敌视程度相等，并且 A 医院不打算减少规模。同时假设 $\alpha = 0.05$，$K = L = h = g = 0.1$，因此，以上 Y 的二阶微分方程为：$d^2Y/dt^2 + 0.05dY/dt - 0.01Y = 0.015$

并设初始值：$Y(0) = Y'(0) = 0$；输入 MATLAB，得到动态曲线图 1（见图 3-4）。

图 3-4 显示，虽然 B 医院决定单方面缩小规模，但由于 B 医院和 A 医院对于对方的敌视程度仍然存在，而且，如果 A 医院不打算缩小硬件设施的话，B 医院单方面缩小硬件设施不会持久。在一定时期内，B 医院会打消单方面缩小硬件设施的念头。

另一种情况是，双方都有所戒备，虽然已存的敌视程度并不高。设 $\alpha = \beta = g = h = 0$，$K = L = 0.1$，初始值 $X(0) = 0.001$，$X'(0) = 0$。因此，以上 X 的二阶微分方程为：$d^2X/dt^2 - 0.01X = 0$；$X(0) = 0.001$，$X'(0) = 0$

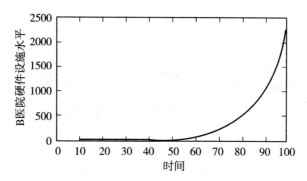

图 3-4   医院"军备竞赛"动态曲线图 1

输入 MATLAB，得到动态曲线图 2（见图 3-5）。

图 3-5 显示，虽然两医院间已存敌视程度并不高，但如果双方都心存戒备，也会出现恶性循环式的"军备竞赛"，乃至失控。最终的结果，一方面会阻碍自身经济的发展，另一方面会引起其他医院不必要的敌意。

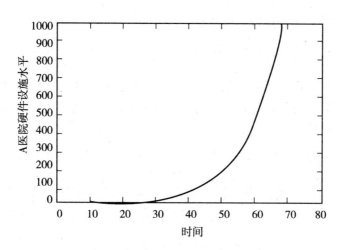

图 3-5   医院"军备竞赛"动态曲线图 2

第四章 医院软实力的模糊
综合评价模型

构建模糊综合评价模型的最关键步骤在于确定评价的因素集，而因素集通常是评价的指标体系和各个指标的权重，因此本章从指标及其权重入手，来构建评价的模糊综合模型。

一、构建医院软实力评价指标体系

（一）指标体系构建思路

在界定医院软实力定义和评价要素的基础上，将评价要素变量可操作化，形成评价指标体系。

（二）指标体系的构建原则

建立合理的指标体系，是评价的前提，指标体系的构建要能反映医院软实力的整体状况，同时要尽量精简，便于操作。因此，应遵循导向性、科学性、可行性和可比性的原则。①②

1. 导向性原则

指标体系的建设应符合目前公立医院改革的导向，使软实力的评价符合医院发展的特点，符合卫生改革的方向。而且，主要的导

---

① 王兴泰，孙蓉珍，马玉萍. 军队医院医疗质量满意度测评指标构建 [J]. 解放军医院管理杂志，2010（8）.

② 江易华. 县级政府基本公共服务绩效评估指标体系的理论构建与实证检测研究 [D]. 华中师范大学，2009.

向应该是将医院从单纯物化的追求中脱离出来，注重医院的全面发展，坚持医院发展的落脚点在于人。

2. 科学性原则

科学性原则是指指标体系的内容要符合软实力评价概念模型的逻辑，指标之间相互独立，避免交叉重复，能够反映医院软实力某一维度的评价内涵。

3. 可行性原则

每一个指标具有便捷的、明确的数据获取途径，便于实际操作。

4. 可比性原则

指标具有普遍的适用性，能够在不同医院之间进行横向和纵向的比较，另外，由于指标体系具有不同的维度，也可以分析同一医院的不同维度水平。

（三）第一轮指标体系的筛选

在文献收集的基础上，本书参考了《医院管理评价指南》（2008）、《医院评价指南》、《医院评价标准实施细则》等相关文献，初筛指标体系，经过两轮专家咨询，构建了评价的指标体系，第一轮专家咨询结果如表4-1所示，第一轮主要是从资源、内外顾客的维度形成了3个一级指标，其中基础软资源包含文化资源、创新资源、医院形象；内部软实力包括文化力、领导力、管理模式吸引力和创新力；外部软实力包含传播力、服务影响力、政策制导力和协调应变力。

表4-1　医院软实力评价指标体系第一轮专家咨询结果

一级指标	基础软资源、内部软实力、外部软实力
二级指标	文化资源、创新资源、医院形象、文化力、领导力、管理模式吸引力、创新力、传播力、服务影响力、政策制导力、协调应变力

三级指标	人均公共图书占有量、电子阅览室院报、院刊发行量、文体活动场所和设施、组织文化环境、科研经费占医院总支出的比例、培训费占医院总支出的比例、是否教学医院、环境形象、员工形象、服务形象、核心价值观、价值观管理、人力资源管理、激励机制、沟通渠道、院务公开、组织文化活力、决策力、感召力、沟通力、执行力、管理幅度、管理风格、管理柔性、省部级优势专科数、科研获奖人数、主办学术期刊级别、购买电子学术期刊种类、主编教材数、科研获奖、获奖科研成果获利、是否为国家继续教育培训点、知名度、美誉度、社会贡献率、媒体正面报道率、服务质量、患者反应性、患者忠诚度、与政府之间的关系、医院各级人大代表数、医院各级政协代表数、国家级及省级学会任职人数、组织内部结构柔性、组织内人员柔性、组织间信息共享、组织间人员柔性

（四）第二轮指标体系的筛选

经过第一轮咨询后，有专家认为二级指标之间针对不同的对象存在重复，可以将不同对象之间重复的指标进行整合，从软实力的各个力的内容而不是从软实力的作用对象来设置指标，在设计思路不变的情况下，对指标体系进行了重新调整，确立了 5 个一级指标、14 个二级指标和 65 个三级指标。

1. 专家基本情况

表 4-2　　　　　　　　专家基本情况介绍

项目	分类	人数	构成比（%）	均数
年龄	30—39 岁	2	8.33	49.17 岁
	40—49 岁	16	66.67	
	50—59 岁	2	8.33	
	60 岁以上	4	16.67	

续表

项目	分类	人数	构成比（%）	均数
性别	男	16	66.67	
	女	8	33.33	
学历	大学本科	12	50.00	
	硕士研究生	10	41.67	
	博士研究生	2	8.33	
职称	正高	16	66.67	
	副高	8	33.33	
单位类别	高等院校	8	33.33	
	医疗机构	10	41.67	
	行政部门	6	25.00	
工作年限	10—19年	8	33.33	19.33年
	20—29年	16	66.67	

2. 专家积极系数

用问卷的实际回收率来代表专家积极系数，也说明专家对本研究的合作程度。本次研究共发出 25 份问卷，实际回收 24 份，回收率为 96%，并且有效回收率也是 96%。

3. 专家权威系数

根据专家对指标的判断依据和熟悉程度，计算专家的权威系数。专家权威系数的计算公式为：$Cr = Ca + Cs/2$，其中 Ca 表示专家的判断依据，称为判断系数，Cs 表示专家对指标的熟悉程度，Cr 代表专家权威系数。从表 4-3 可以看出，专家权威系数在 0.8 以上，说明本次咨询所选取的专家权威系数值较高。

表4-3   指标权威系数

指标	Ca	Cs	Cr
文化力	0.858	0.817	0.837
管理能力	0.908	0.900	0.904
创新力	0.867	0.850	0.858
协调应变能力	0.867	0.817	0.842
公共关系活力	0.867	0.800	0.833

3. 专家意见协调系数

专家意见协调系数采用肯德尔和谐系数（W）来表示，W值在0—1之间，W越大，表示协调程度越高；反之，意味着专家意见协调程度较低。① 从表4-4可以看出，专家协调系数总体较理想，显著性检验P值小于0.05，因此，初步判断专家整体协调性比较好，对影响因素的重要性判断可信度较高，结果可取。

表4-4   专家意见协调系数

指标	重 要 性		
	W	χ^2	P
文化力	0.228	13.671	0.018
管理能力	0.227	8.163	0.043
创新力	0.293	7.032	0.030
协调应变力	0.300	3.600	0.058
公共关系活力	0.226	8.130	0.043

----

① 李娟生，李江红，刘小宁等. Kendall's W 分析方法在医学数据处理中的应用及在 SPSS 中的实现方法 [J]. 现代预防医学，2008（1）.

4. 指标得分情况

计算指标的平均分、标准差和变异系数。算数平均数表示专家意见集中程度，变异系数表示专家对某个指标的协调程度。

4.1 一级指标咨询结果

表 4-5 一级指标得分情况

指标	重要性			可操作性		
	均值	标准差	变异系数	均值	标准差	变异系数
1. 文化力	9.0833	0.9003	0.0991	7.7500	0.7538	0.0973
2. 管理能力	9.3333	0.7785	0.0834	7.8333	1.0299	0.1315
3. 创新力	7.8333	0.9374	0.1197	7.9167	0.9003	0.1137
4. 协调应变力	7.3333	0.6513	0.0888	7.8333	0.5774	0.0737
5. 公共关系活力	8.8333	0.7177	0.0812	8.1667	0.7177	0.0879

4.2 二级指标咨询结果

表 4-6 二级指标得分情况

指标	重要性			可操作性		
	均值	标准差	变异系数	均值	标准差	变异系数
2.1 文化资源配置	7.7500	1.2881	0.1662	8.8333	1.1934	0.1351
2.2 价值观	9.0000	1.1282	0.1254	7.2500	0.8660	0.1195
2.3 行为规范	8.6667	1.3707	0.1582	8.0000	0.8528	0.1066
2.4 凝聚力	8.2500	2.5271	0.3063	7.3333	0.9847	0.1343
2.5 医德医风	8.6667	1.2309	0.1420	7.3333	0.9847	0.1343
2.6 领导能力	8.8333	1.3371	0.1514	7.8333	0.5774	0.0737
2.7 管理制度	8.7500	1.3568	0.1551	8.8333	0.9374	0.1061
2.8 患者管理	8.3333	1.0731	0.1288	7.7500	0.8660	0.1117

续表

指标	重要性			可操作性		
	均值	标准差	变异系数	均值	标准差	变异系数
2.9 科研创新	8.8333	0.9374	0.1061	8.7500	0.7574	0.0866
2.10 管理创新	8.8333	1.0299	0.1166	8.2500	0.6216	0.0753
2.11 危机处理	8.1667	1.3371	0.1637	7.0000	0.7386	0.1055
2.12 传播力	9.0000	0.8528	0.0948	8.0000	0.6030	0.0754
2.13 学术影响力	8.4167	1.0836	0.1287	8.9167	0.9003	0.1010
2.14 政策影响力	8.0000	1.2792	0.1599	8.0833	0.9003	0.1114

4.3 三级指标咨询结果

表4-7 三级指标得分情况

指 标	重要性			可操作性		
	均值	标准差	变异系数	均值	标准差	变异系数
人均图书	6.4167	2.5030	0.3901	8.0833	2.5030	0.3097
中文期刊	6.6667	2.4985	0.3748	7.4167	303428	0.4507
外文期刊	6.6667	2.3868	0.3580	8.8333	2.2088	0.2501
电子期刊	7.5833	1.7816	0.2349	8.8333	2.2088	0.2501
院报	7.0000	2.1742	0.3106	8.6667	2.2697	0.2619
文化设施	6.7500	2.3789	0.3524	8.5833	2.5030	0.2916
视觉系统	7.000	2.5937	0.3705	8.0000	2.6629	0.3329
文化环境	7.0909	2.3856	0.3364	5.2727	2.6112	0.4952
文化活力	6.5833	3.0289	0.4601	4.9167	3.0884	0.6281
核心价值观	7.5833	3.3699	0.4444	4.7500	2.8324	0.5963
价值观管理	6.7500	3.5707	0.5290	4.6667	3.1719	0.6797
服务收费清单	7.8333	2.3290	0.2973	8.5833	2.5746	0.3000
门诊费用年增长率	6.7500	2.8644	0.4243	7.6667	3.3394	0.4356

续表

指　标	重要性			可操作性		
	均值	标准差	变异系数	均值	标准差	变异系数
出院患者费用年增长率	6.5000	2.6799	0.4123	7.667	3.3394	0.4356
卫生技术人员素质测评	7.8333	2.7907	0.3563	6.5000	3.0600	0.4708
员工归属感	8.5833	1.4434	0.1682	7.000	2.1320	0.3046
员工忠诚度	8.3333	2.4618	0.2954	6.8333	2.3290	0.3408
员工对医院精神知晓率	7.6667	2.1462	0.2799	7.3333	2.4246	0.3306
医务人员责任性	8.5833	1.7299	0.2015	6.5000	2.7136	0.4175
服务态度	8.7500	1.2154	0.1389	6.5000	2.4309	0.3740
杜绝商业贿赂具体措施	8.0833	2.2747	0.2814	6.8333	2.7248	0.3987
制定本院社会服务承诺	7.8333	2.5166	0.3213	7.3333	2.6054	0.3553
管理风格测评	7.1667	1.9463	0.2716	5.8333	1.6423	0.2815
领导决策力	9.1667	0.8349	0.0911	6.8333	1.1934	0.1746
医院管理组织机构满意度	8.6667	0.8876	0.1024	7.5833	1.9752	0.2605
对领导满意度	8.6667	0.8876	0.1024	7.5000	1.8340	0.2445
制度合理性	8.8333	1.2673	0.1435	6.4167	2.2344	0.3482
制度贯彻效果	8.5000	1.8829	0.2215	6.0833	2.1088	0.3467
5年人员流动比率	6.6364	2.9419	0.4433	7.5455	3.4746	0.4605
患者投诉渠道	8.3333	1.9695	0.2363	8.8033	2.3533	0.2911
投诉率	8.0000	1.4771	0.1846	7.7500	2.3404	0.3020
投诉改进率	8.3333	1.9228	0.2307	7.5833	2.2747	0.3000
非医疗安全意外事故报告率	7.9167	1.7299	0.2185	7.0833	2.0652	0.2916
身份识别	7.0833	2.9375	0.4147	7.4167	2.3533	0.3173

续表

指　标	重要性			可操作性		
	均值	标准差	变异系数	均值	标准差	变异系数
部级重点临床专科	7.7500	2.8002	0.3613	8.6667	2.6054	0.3006
省级重点临床专科	7.7500	2.7010	0.3485	8.6667	2.6054	0.3006
5 年省部级科研奖	7.7500	2.4909	0.3214	8.7500	2.3404	0.2675
5 年市级科研奖	7.6667	2.3868	0.3113	8.5833	2.4664	0.2874
是否主办学术期刊	5.5833	3.0884	0.5531	8.8333	2.2896	0.2592
近 5 年出版专著数	6.0833	3.1176	0.5125	8.8333	2.2896	0.2592
近 5 年科研成果专利数	6.3333	3.0252	0.4777	8.7500	2.3012	0.2630
国家继续教育点	6.5833	2.9683	0.4509	8.7500	2.3012	0.2630
领导是否有创新意识	8.0833	2.0207	0.2500	6.0000	2.0000	0.3333
实施管理新制度数	8.0833	1.6765	0.2074	7.6667	2.5346	0.3306
管理创新制度认可度	8.0000	2.2157	0.2770	6.5833	2.4664	0.3747
危机预警机制	7.0000	2.9848	0.4264	7.2500	3.2787	0.4522
危机管理知晓率	7.1667	3.0994	0.4325	6.7500	3.1659	0.4690
应急演练人次	6.5000	3.2334	0.4974	7.1667	3.6390	0.5078
危机处理组织	7.2500	2.9272	0.4037	7.4167	3.5022	0.4722
新闻发言人制度	6.8333	3.0994	0.4536	7.5833	3.4234	0.4514
知名度	8.8333	1.2673	0.1435	6.2500	2.5271	0.4043
美誉度	9.000	1.2061	0.1340	6.0833	2.3533	0.3868
患者满意度	9.0833	0.9962	0.1097	7.5833	2.0652	0.2723
患者忠诚度	9.1667	1.1934	0.1302	7.4167	2.1088	0.2843
来源外埠比例	8.4167	1.6765	0.1992	8.5000	2.1950	0.2582
社会贡献率	8.1667	2.4802	0.3037	6.8333	2.2496	0.3292
媒体正面报道率	8.2500	2.1795	0.2642	8.2500	2.4909	0.3019
网站访问量	7.9167	2.3143	0.2923	8.3333	2.4985	0.2998

指　标	重要性			可操作性		
	均值	标准差	变异系数	均值	标准差	变异系数
学术兼职人数	7.9167	2.7933	0.2770	9.0833	1.9752	0.2175
一级学会常务理事	7.7500	2.3789	0.3070	9.0000	2.2563	0.2507
人大代表数	7.6667	2.5346	0.3306	8.8333	2.5166	0.2849
政协代表数	7.5833	2.4664	0.3252	8.8333	2.5166	0.2849
医保部门评价	7.6364	2.0627	0.2701	8.2727	2.5334	0.3062
物价部门评价	7.8182	2.1826	0.2792	8.0000	2.6077	0.3260
卫生行政部门对院长评价	7.7273	2.1020	0.2720	7.8182	2.4421	0.3124

二、指标体系权重的确立

本研究采用专家咨询法确定指标体系的权重，咨询了卫生管理研究领域、医院管理中层管理人员共 20 人，得到各级指标体系的权重。如表 4-8 所示：

表 4-8　　　　　　　　　指标体系的权重

一级指标	权重	二级指标	权重	三级指标	权重	组合权重
文化力	0.142	文化资源配置	0.171	1. 人均公共图书占有量	0.1632	0.003963
				2. 订阅中文学术期刊种类	0.1489	0.003616
				3. 订阅外文学术期刊种类	0.1176	0.002856
				4. 电子期刊容量（GB）	0.1988	0.004827
				5. 院报或院刊发行量	0.1176	0.002856
				6. 文体活动设施价值（万元）	0.1113	0.002703
				7. 医院视觉识别系统	0.1426	0.003463

续表

一级指标	权重	二级指标	权重	三级指标	权重	组合权重
文化力	0.142	组织价值观	0.191	8. 组织文化环境测评	0.2000	0.005424
				9. 组织文化活力测评	0.2188	0.005934
				10. 核心价值观类型	0.3062	0.008305
				11. 价值观管理测评	0.2750	0.007459
		组织行为规范	0.205	12. 医疗服务收费清单制	0.2125	0.006186
				13. 平均每人次门诊费用年增长率	0.2312	0.00673
				14. 平均每出院患者费用年增长率	0.2312	0.00673
				15. 卫生技术人员素质测评	0.3251	0.009464
		组织凝聚力	0.224	16. 员工归属感	0.3989	0.012688
				17. 员工忠诚度	0.3725	0.011848
				18. 员工对医院精神知晓率	0.2286	0.007271
		组织医德医风	0.209	19. 医务人员工作责任心	0.3125	0.009274
				20. 医务人员服务态度	0.2625	0.00779
				21. 杜绝商业贿赂的具体措施	0.2125	0.006307
				22. 制定本院社会服务承诺	0.2125	0.006307
管理能力	0.335	领导能力	0.412	23. 管理风格测评	0.1875	0.025879
				24. 领导决策能力	0.3750	0.051758
				25. 员工对医院管理组织机构满意度	0.2063	0.028474
				26. 员工对医院领导工作满意度	0.2312	0.03191
		管理制度	0.369	27. 制度合理性	0.3412	0.042177
				28. 制度贯彻效果	0.4050	0.050064
				29. 近5年人员流动比率	0.2538	0.031373
				30. 是否建立患者投诉渠道	0.2062	0.015128
		患者管理	0.219	31. 患者非医疗安全投诉率	0.1938	0.014218
				32. 患者非医疗安全投诉改进率	0.225	0.016507
				33. 患者非医疗安全意外事件报告率	0.2375	0.017424
				34. 患者身份识别措施	0.1375	0.010088

续表

一级 指标	权重	二级 指标	权重	三级 指标	权重	组合 权重
创新 力	0.225	科研 创新	0.550	35. 部级重点临床专科数	0.1462	0.018092
				36. 省级重点临床专科数	0.1888	0.023364
				37. 5年来省部级科研获奖 个数	0.1338	0.016558
				38. 5年来市级科研获奖个数	0.115	0.014231
				39. 是否主办学术期刊	0.1088	0.013464
				40. 近5年出版专著数	0.0962	0.011905
				41. 近5年科研成果专利数	0.115	0.014231
				42. 是否是国家继续教育培 训点	0.0962	0.011905
		管理 创新	0.450	43. 领导是否有管理创新意识	0.3987	0.040368
				44. 年度实施管理新制度数	0.2538	0.025697
				45. 实施管理创新制度本院职 工认可度	0.3475	0.035184
协调 应变 能力	0.125	危机 处理 能力	1.0	46. 是否有危机处理预警机制	0.275	0.034375
				47. 员工对于危机管理内容的 知晓率	0.25	0.03125
				48. 每年进行应急演练次数	0.1687	0.021088
				49. 危机处理的组织结构	0.1813	0.022663
				50. 是否建立医院新闻发言人 制度	0.125	0.015625
公共 关系 活力	0.173	传播力	0.291	51. 知名度	0.1387	0.006983
				52. 美誉度	0.1025	0.00516
				53. 患者满意度	0.2025	0.010194
				54. 患者忠诚度	0.165	0.008307
				55. 患者来源于外埠的比例	0.1275	0.006419
				56. 社会贡献率	0.0962	0.004843
				57. 近5年媒体正面报道率	0.0838	0.004219

续表

一级指标	权重	二级指标	权重	三级指标	权重	组合权重
公共关系活力	0.173	学术（专业）影响力	0.423	58. 医院网站访问量	0.0838	0.004219
				59. 担任学术兼职（省级副主任委员及以上）人数	0.5375	0.039334
				60. 担任全国一级学会常务理事及以上人数	0.4625	0.033845
		政策影响力	0.286	61. 医院各级人大代表数	0.1537	0.007605
				62. 医院各级政协代表数	0.1488	0.007362
				63. 医保部门对医院基本医疗服务的评价	0.2525	0.012493
				64. 物价部门对医院服务价格评价	0.1925	0.009525
				65. 卫生行政部门对院长的评价	0.2525	0.012493

三、软实力的模糊综合评价模型

根据软实力评价的指标体系（见图 4-1）和权重，可以构建软实力的多层次模糊综合评判模型，如表 4-9 所示：

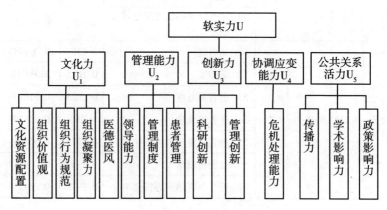

图 4-1　软实力评价指标体系

表 4-9   医院软实力评价的三级模型

一级指标	二级指标	三级指标
文化力 U_1(0.142)	文化资源配置 U_{11}(0.171)	1. 人均公共图书占有量(0.1632)
		2. 订阅中文学术期刊种类(0.1489)
		3. 订阅外文学术期刊种类(0.1176)
		4. 电子期刊容量(GB)(0.1988)
		5. 院报或院刊发行量(0.1176)
		6. 文体活动设施价值(万元)(0.1113)
		7. 医院视觉识别系统(0.1426)
	组织价值观 U_{12}(0.191)	8. 组织文化环境测评(0.2000)
		9. 组织文化活力测评(0.2188)
		10. 核心价值观类型(0.3062)
		11. 价值观管理测评(0.2750)
	组织行为规范 U_{13}(0.205)	12. 医疗服务收费清单制(0.2125)
		13. 平均每人次门诊费用年增长率 (0.2312)
		14. 平均每出院患者费用年增长率 (0.2312)
		15. 卫生技术人员素质测评(0.3251)
	组织凝聚力 U_{14}(0.224)	16. 员工归属感(0.3989)
		17. 员工忠诚度(0.3725)
		18. 员工对医院精神知晓率(0.2286)
	组织医德医风 U_{15}(0.209)	19. 医务人员工作责任心(0.3125)
		20. 医务人员服务态度(0.2625)
		21. 杜绝商业贿赂的具体措施(0.2125)
		22. 制定本院社会服务承诺(0.2125)

续表

一级指标	二级指标	三级指标
管理能力 U₂(0.335)	领导能力 U₂₁(0.412)	23. 管理风格测评(0.1875)
		24. 领导决策能力(0.3750)
		25. 员工对医院管理组织机构满意度(0.2063)
		26. 员工对医院领导工作满意度(0.2312)
	管理制度 U₂₂(0.369)	27. 制度合理性(0.3412)
		28. 制度贯彻效果(0.4050)
		29. 近5年人员流动比率(0.2538)
		30. 是否建立患者投诉渠道(0.2062)
	患者管理 U₂₃(0.219)	31. 患者非医疗安全投诉率(0.1938)
		32. 患者非医疗安全投诉改进率(0.225)
		33. 患者非医疗安全意外事件报告率(0.2375)
		34. 患者身份识别措施(0.1375)
创新力 U₃(0.225)	科研创新 U₃₁(0.550)	35. 部级重点临床专科数(0.1462)
		36. 省级重点临床专科数(0.1888)
		37.5年来省部级科研获奖个数(0.1338)
		38.5年来市级科研获奖个数(0.115)
		39. 是否主办学术期刊(0.1088)
		40. 近5年出版专著数(0.0962)
		41. 近5年科研成果专利数(0.115)
		42. 是否是国家继续教育培训点(0.0962)
	管理创新 U₃₂(0.450)	43. 领导是否有管理创新意识(0.3987)
		44. 年度实施管理新制度数(0.2538)
		45. 实施管理创新制度本院职工认可度(0.3475)

一级指标	二级指标	三级指标
协调应变能力 U_4(0.125)	危机处理能力 U_{41}(1.0)	46. 是否有危机处理预警机制(0.275)
		47. 员工对于危机管理内容的知晓率(0.25)
		48. 每年进行应急演练次数(0.1687)
		49. 危机处理的组织结构(0.1813)
		50. 是否建立医院新闻发言人制度(0.125)
公共关系活力 U_5(0.173)	传播力 U_{51}(0.291)	51. 知名度(0.1387)
		52. 美誉度(0.1025)
		53. 患者满意度(0.2025)
		54. 患者忠诚度(0.165)
		55. 患者来源于外埠的比例(0.1275)
		56. 社会贡献率(0.0962)
		57. 近5年媒体正面报道率(0.0838)
		58. 医院网站访问量(0.0838)
	学术(专业)影响力 U_{52}(0.423)	59. 担任学术兼职(省级副主任委员及以上)人数(0.5375)
		60. 担任全国一级学会常务理事及以上人数(0.4625)
	政策影响力 U_{53}(0.286)	61. 医院各级人大代表数(0.1537)
		62. 医院各级政协代表数(0.1488)
		63. 医保部门对医院基本医疗服务的评价(0.2525)
		64. 物价部门对医院服务价格评价(0.1925)
		65. 卫生行政部门对院长的评价(0.2525)

四、分析与讨论

通过上面的分析，可以发现医院软实力的指标分布较广，各项指标的下级指标设置较为全面并具有一定的代表性。在评价模型的构建中，有几个理论问题需要阐明。

首先，关于软实力的要素与软实力评价指标。所包含的5个要素即是软实力评价的5个一级指标，二级指标是评价一级指标包含的要素，但是三级指标是评价的要素，不一定就是软实力本身。一方面为了评价的可操作性，在指标的选择上会尽量遵循可获得性原则。另一方面，由于软实力本身的抽象性和内隐性，不可能直接测量，只能通过医院的行为表现获得。正如在心理学上，对于人的性格的测定，往往是不能直接进行测量的，但是可以通过个体行为的测量来表现其性格。因此就可以看出，虽然测的是软实力，但是有些指标的测度是硬实力，并不表示这些硬实力倾向的指标就是软实力本身，只是本书尝试通过可见的硬实力的某一方面来反映软实力的某一维度，或者说通过软实力的某一维度折射出硬实力的某一方面。

其次，关于核心要素的问题。单从设置的权重来看，一级指标的权重由大到小的排列顺序为：管理能力>创新力>文化力>公共关系活力>协调应变力，那么是否管理能力就是医院软实力的核心要素？如果是，从前面关于国家软实力的文献分析中得出的文化是软实力的核心要素的结论又如何解释？这些问题需要从两个角度进行阐述。

第一，本书的结论与国家软实力核心要素的文献研究结果并不矛盾。在国家层面，软实力的核心要素是文化力，这一文化力的概念非常广泛，其中也包含了国家管理能力、创新能力、公共关系活力、应变能力等，甚至将文化软实力等同于软实力。所以，从国家层面来说，文化力就是软实力的核心要素。本书中的文化力是指狭义的"文化"，主要从文化所包含的精神层面进行审视，从医院文化对员工激励和导向作用的角度进行探讨，是指医院经过长期的积累所形成的文化力量。而国家文化力主要是从如何通过文化的作用提升本国在国际关系中的影响力的角度，目标主要是对外。因此，此"文化"非彼"文化"，包含的范围不相同，发挥作用的对象也不相同。

第二，关于什么是核心要素的问题。既然本书对文化进行了解构，其实际测度范围就变得比较小。但是文化力中的组织价值观、组织凝聚力、组织行为规范仍然是软实力的非常重要的基础。对于目前的中国医院来说，它们正处于从经验管理向科学管理过渡的阶段，所以管理能力在这个阶段显得非常重要，这也许是从普适的角度，专家们赋予管理能力的权重比较大的原因。但是本书对于核心要素尚不能给出定论。因为，中国医院的情况非常复杂，所处的竞争环境也存在较大差异，针对不同的环境，每个医院可能都有自己认为最重要的核心要素。另外，从严谨的角度来看，仅从专家咨询权重的结果来判断什么是核心要素，也有失科学性。

第五章　医院软实力评价模型的检验

笔者将构建的医院软实力评价的概念模型，转化成指标体系，再将指标体系转化成问卷，在深圳、武汉和贵阳选取 9 家综合医院进行验证，每一个城市 3 家医院，包括一家三甲医院、一家二甲医院和一家民营医院。

本书采用 2 种方法对 3 家医院软实力进行评价，第一种是采用模糊综合评价的方法进行评价，第二种是根据权重进行百分位制计算得分。

模糊综合评价是以模糊数学为基础，应用模糊关系合成的原理，将一些边界不清、不易定量的因素定量化，从多个因素对被评价事物隶属等级情况进行综合性评价的一种方法。其基本原理是：首先确定被评判对象的因素集和评价集；再分别确定各因素的权重及它们的隶属向量度，获得模糊评判矩阵；最后把模糊评判矩阵与因素的向量进行模糊运算并进行归一化处理，得到模糊综合评判的结果。①

一、软实力的模糊综合评价

1. 确定模糊综合评价因素集

U = ｛文化力，管理能力，创新力，协调应变能力，公共关系活力｝

---

① 杜栋，庞庆华，吴炎编著. 现代综合评价方法与案例精选［M］. 北京：清华大学出版社，2008.

2. 建立权重集

采用专家评议法来确定权重，具体权重分配如下：

A =（0.142，0.335，0.225，0.125，0.173）

3. 建立综合评判的评价集

V = {非常满意，比较满意，一般，不满意，非常不满意}

4. 进行单因素模糊评判，并求得判断矩阵

选取医院医生代表、护士代表、管理人员代表组成评审团，采用问卷调查的形式对评价指标体系中的第三层各个元素进行单因素评价。对问卷进行整理、统计，结果如表 5-1 所示：

表 5-1 　　　　第一家医院单因素评价的调查结果统计表

指　标 ＼ 评语	非常满意	比较满意	一般	不满意	非常不满意
人均图书拥有量	6	24	4	0	0
中文期刊拥有量	8	24	2	0	0
外文期刊拥有量	2	28	4	0	0
电子期刊拥有量	8	22	4	0	0
院报发行量	20	10	4	0	0
医院文化设施	2	26	2	4	0
医院视觉系统	6	24	2	2	0
医院文化环境	8	22	0	4	0
医院文化活力	8	22	0	4	0
医院核心价值观	6	24	2	2	0
医院价值观管理	8	22	2	2	0
服务收费清单制度	6	24	4	0	0
门诊费用年增长率	6	24	4	0	0
出院患者费用年增长率	6	24	4	0	0

续表

指　标 ＼ 评　语	非常满意	比较满意	一般	不满意	非常不满意
卫生技术人员素质	6	26	2	0	0
员工归属感	8	22	4	0	0
员工忠诚度	8	22	4	0	0
员工对医院精神知晓率	4	26	4	0	0
医务人员责任心	6	26	2	0	0
医务人员服务态度	6	24	4	0	0
医院杜绝商业贿赂具体措施	6	26	2	0	0
制定本院社会服务承诺	8	24	2	0	0
医院管理风格测评	8	22	4	0	0
医院领导决策力	8	22	4	0	0
医院管理组织机构满意度	8	22	4	0	0
对领导满意度	8	22	4	0	0
制度合理性	6	24	4	0	0
制度贯彻效果	8	22	4	0	0
5 年人员流动比率	2	28	4	0	0
患者投诉渠道	2	28	4	0	0
投诉率	2	28	4	0	0
投诉改进率	2	28	4	0	0
非医疗安全意外事故报告率	8	24	2	0	0
患者身份识别	8	20	4	2	0
部级重点临床专科	8	22	2	2	0
省级重点临床专科	8	22	2	2	0
5 年省部级科研奖	6	24	2	2	0
5 年市级科研奖	8	22	4	0	0
是否主办学术期刊	4	22	6	2	0
近 5 年出版专著数	4	24	6	0	0

续表

指 标 ＼ 评 语	非常满意	比较满意	一般	不满意	非常不满意
近5年科研成果专利数	6	24	2	2	0
国家继续教育点	6	26	2	0	0
领导创新意识	8	20	4	2	0
实施管理新制度数	10	20	4	0	0
管理创新制度认可度	10	20	4	0	0
危机预警机制	8	22	4	0	0
危机管理知晓率	8	22	2	2	0
应急演练人次	6	24	2	2	0
危机处理组织	6	24	2	2	0
新闻发言人制度	8	18	4	4	0
医院知名度	8	24	2	0	0
医院美誉度	8	22	2	2	0
患者满意度	8	24	2	0	0
患者忠诚度	8	24	2	0	0
患者来源外埠比例	6	24	2	2	0
医院社会贡献率	8	24	2	0	0
媒体正面报道率	8	24	2	0	0
医院网站访问量	8	22	2	2	0
学术兼职人数	8	22	2	2	0
一级学会常务理事任职数	6	24	2	2	0
人大代表数	6	24	2	2	0
政协代表数	6	24	2	2	0
医保部门对医院的评价	6	24	2	2	0
物价部门对医院的评价	6	24	2	2	0
卫生行政部门对院长评价	6	24	2	2	0

$$R_{\text{文化资源配置}} = \begin{Bmatrix} 0.176471 & 0.705882 & 0.117647 & 0 & 0 \\ 0.235294 & 0.705882 & 0.058824 & 0 & 0 \\ 0.058824 & 0.823529 & 0.117647 & 0 & 0 \\ 0.235294 & 0.647059 & 0.117647 & 0 & 0 \\ 0.588235 & 0.294118 & 0.058824 & 0.0590 & 0 \\ 0.058824 & 0.764706 & 0.058824 & 0.117647 & 0 \\ 0.176471 & 0.705882 & 0.058824 & 0.058824 & 0 \end{Bmatrix}$$

那么根据权重 $A_{\text{文化资源配置}} = \{0.1632, 0.1489, 0.1176, 0.1988, 0.1176, 0.1113, 0.1426\}$ 可以得到文化资源配置的评价向量:

$$B_{\text{文化资源配置}} = A_{\text{文化资源配置}} * R_{\text{文化资源配置}} = (0.2710, 0.4580, 0.1355, 0.1356, 0)$$

$$R_{\text{组织价值观}} = \begin{Bmatrix} 0.235294 & 0.647059 & 0 & 0.117647 & 0 \\ 0.235294 & 0.647059 & 0 & 0.117647 & 0 \\ 0.176471 & 0.705882 & 0.058823529 & 0.058824 & 0 \\ 0.235294 & 0.647059 & 0.05882353 & 0.058824 & 0 \end{Bmatrix}$$

根据 $A_{\text{组织价值观}} = \{0.200, 0.2188, 0.3062, 0.2750\}$,得到组织价值观的评价向量:

$$B_{\text{组织价值观}} = A_{\text{组织价值观}} * R_{\text{组织价值观}} = (0.3194, 0.4306, 0.0833, 0.1667, 0)$$

$$R_{\text{组织行为规范}} = \begin{Bmatrix} 0.176471 & 0.705882 & 0.11764706 & 0 & 0 \\ 0.176471 & 0.705882 & 0.11764706 & 0 & 0 \\ 0.176471 & 0.705882 & 0.11764706 & 0 & 0 \\ 0.176471 & 0.764706 & 0.05882353 & 0 & 0 \end{Bmatrix}$$

$$A_{\text{组织行为规范}} = (0.2125, 0.2312, 0.2312, 0.3251)$$

$$B_{\text{组织行为规范}} = A_{\text{组织行为规范}} * R_{\text{组织行为规范}} = (0.2857, 0.5238, 0.1905, 0, 0)$$

$$R_{\text{组织凝聚力}} = \begin{Bmatrix} 0.235294 & 0.647059 & 0.11764706 & 0 & 0 \\ 0.235294 & 0.647059 & 0.11764706 & 0 & 0 \\ 0.117647 & 0.764706 & 0.11764706 & 0 & 0 \end{Bmatrix}$$

$$A_{\text{组织凝聚力}} = \{0.3989, 0.3725, 0.2286\}$$

$$B_{组织凝聚力} = A_{组织凝聚力} * R_{组织凝聚力} = (0.3067, 0.5333, 0.1600, 0, 0)$$

$$R_{组织医德医风} = \begin{Bmatrix} 0.176471 & 0.764706 & 0.05882353 & 0 & 0 \\ 0.176471 & 0.705882 & 0.11764706 & 0 & 0 \\ 0.176471 & 0.70706 & 0.11764706 & 0 & 0 \\ 0.235294 & 0.705882 & 0.05882353 & 0 & 0 \end{Bmatrix}$$

$$A_{组织医德医风} = \{0.3125, 0.2625, 0.2125, 0.2125\}$$

$$B_{组织医德医风} = A_{组织医德医风} * R_{组织医德医风} = (0.3281, 0.4844, 0.1875, 0, 0)$$

再由 $A_{文化力} = \{0.171, 0.191, 0.205, 0.224, 0.209\}$，我们得到文化力的综合评价向量：

$$B_{文化力} = A_{文化力} * R_{文化力} = (0.2782, 0.2782, 0.2366, 0.2070, 0)$$

$$B_{领导能力} = (0.3234, 0.5150, 0.1615, 0, 0)$$

$$B_{管理制度} = (0.3106, 0.5432, 0.1551, 0, 0)$$

$$B_{患者管理} = (0.3627, 0.3654, 0.1813, 0.0906, 0)$$

$$A_{管理能力} = (0.412, 0.369, 0.219)$$

因此，$B_{管理能力} = A_{管理能力} * R_{管理能力} = (0.3211, 0.4090, 0.1800, 0.0899, 0)$

$$B_{科研创新} = (0.2774, 0.4452, 0.2081, 0.0693, 0)$$

$$B_{管理创新} = (0.3384, 0.4587, 0.1353, 0.0676, 0)$$

$$A_{创新力} = (0.550, 0.450)$$

$$B_{创新力} = (0.3175, 0.4222, 0.1953, 0.0650, 0)$$

$$B_{危机处理能力} = (0.3156, 0.3689, 0.1577, 0.1577, 0)$$

$$A_{危机处理能力} = (1)$$

$$B_{协调应变力} = (0.3156, 0.3689, 0.1577, 0.1577, 0)$$

$$B_{传播力} = (0.3105, 0.5344, 0.0776, 0.0776, 0)$$

$$B_{学术影响力} = (0.2643, 0.6037, 0.0660, 0.0660, 0)$$

$$B_{政策影响力} = (0.3229, 0.4619, 0.1076, 0.1076, 0)$$

$$A_{公共关系活力} = (0.291, 0.423, 0.286)$$

$$B_{公共关系活力} = A_{公共关系活力} * R_{公共关系活力} = (0.3132, 0.4552, 0.1158, 0.1158, 0)$$

依此类推，再分别得到 $B_{管理能力}$、$B_{创新力}$、$B_{协调应变力}$、$B_{公共关系活力}$的评价向量，再根据 $A_{软实力} = $（0.142，0.335，0.225，0.125，0.173），得到软实力的评价向量：

$B1_{软实力} = A_{软实力} * R_{软实力} = $（0.3232，0.3372，0.1966，0.1429，0）。按照最大隶属度原则，认为该医院的软实力评价为比较好。

对其他 8 家医院采用同样的方法进行评价，计算结果如下所示：

$B1_{软实力} = $（0.3232，0.3372，0.1966，0.1429，0）

$B2_{软实力} = $（0.1350，0.3102，0.2609，0.1623，0.1315）

$B3_{软实力} = $（0.3106，0.2385，0.2154，0.1667，0.0688）

$B4_{软实力} = $（0.2416，0.3154，0.2453，0.1447，0.0530）

$B5_{软实力} = $（0.1230，0.2543，0.2901，0.1355，0.1971）

$B6_{软实力} = $（0.1691，0.2950，0.0853，0.2515，0.1991）

$B7_{软实力} = $（0.1275，0.3009，0.2578，0.2021，0.1117）

$B8_{软实力} = $（0.1248，0.2601，0.2865，0.1520，0.1767）

$B9_{软实力} = $（0.1530，0.2826，0.0921，0.1898，0.2826）

为评出 9 家医院中的最优者，在对应的评语集 $V = \{v1，v2，v3，v4，v5\}$ 中，赋予各评语具体的分数，利用公式 $Wp = \sum_{k=1}^{m} BpkYk$，$p = $ 医院 1，2，3，4，5，6，7，8，9。$m = 5$，$Yk = $（很好，好，一般，不好，很不好），可得：W1 = 3.8404；W2 = 3.1546；W3 = 3.5554；W4 = 3.5479；W5 = 3.0822；W6 = 2.9835；W7 = 3.1304；W8 = 3.0847；W9 = 2.924。

比较以上各值，很容易得出第 1 家医院的软实力最好。

二、软实力的加权综合评价

假设软实力的总分是 1 分，根据各指标权重确定其所占分值，将各项指标分值相加，计算软实力的总体得分。得分如表 5-2 所示：

表 5-2

医院软实力评价结果

指标 / 医院	1	2	3	4	5	6	7	8	9
人均图书拥有量	0.00317	0.001585	0.003963	0.001585	0.000793	0.000793	0	0.0003963	0
中文期刊拥有量	0.003616	0.003616	0.00217	0.001446	0.000723	0.000362	0	0.0003616	0.0003616
外文期刊拥有量	0.001142	0	0	0	0	0	0	0	0
电子期刊拥有量	0.004827	0.002414	0	0	0	0.000483	0.0019308	0	0
院报发行量	0.001714	0.000571	0.002285	0	0	0.000286	0.0002856	0.0002856	0
医院文化设施	0.001081	0.002703	0.002703	0.001622	0.001081	0.000541	0	0	0
医院视觉系统	0.00232	0.002244	0.002964	0.001524	0.002147	0.002916	0.0023895	0.0023202	0.0031167
医院文化环境	0.002237	0.001478	0.000868	0.001377	0.001288	0.000712	0.0015936	0.001356	0.0011298
医院文化活力	0.00448	0.003571	0.003559	0.003606	0.003492	0.002427	0.0038951	0.0035503	0.0033474
医院核心价值观	0.006377	0.005998	0.00646	0.007059	0.006252	0.007285	0.0066673	0.0066905	0.0066905
医院价值观管理	0.005321	0.004525	0.005793	0.004625	0.005097	0.006812	0.0050967	0.0049729	0.0062156
患者选择医生制度	0	0	0	0	0	0	0	0	0
服务收费清单制度	0.004813	0.004541	0.00532	0.00485	0.004949	0.004268	0.0043302	0.0048572	0.0040209
门诊费用年增长率	0.00463	0.005007	0.005451	0.004684	0.004334	0.004401	0.0045764	0.0042534	0.0042063

续表

指标/医院	1	2	3	4	5	6	7	8	9
出院患者费用年增长率	0.004482	0.00494	0.005788	0.00463	0.004267	0.004226	0.0046437	0.0042534	0.004038
卫生技术人员素质	0.008423	0.007628	0.008612	0.008537	0.007931	0.007193	0.0075712	0.0077349	0.0072816
员工归属感	0.008511	0.008813	0.009323	0.008448	0.008202	0.010795	0.0081571	0.0093066	0.0095414
员工忠诚度	0.007939	0.008084	0.008096	0.008025	0.007659	0.008595	0.0077675	0.0077581	0.0078991
员工对医院精神知晓率	0.004363	0.004363	0.007271	0.007271	0.005817	0.007271	0.007271	0.0029084	0.007271
医务人员责任心	0.007623	0.007679	0.008347	0.008235	0.007493	0.007252	0.0074192	0.0074192	0.0074192
医务人员服务态度	0.006403	0.006232	0.007323	0.007167	0.006435	0.006014	0.00779	0.006232	0.006232
医院杜绝商业贿赂具体措施	0.006307	0.006307	0.005046	0.005046	0.006307	0.005046	0.006307	0.006307	0.006307
制定本院社会服务承诺	0.005273	0.004264	0.005601	0.005147	0.004957	0.005109	0.0050456	0.0050456	0.0050456
医院管理风格测评	0.022359	0.015527	0.021376	0.019668	0.018478	0.019668	0.0207032	0.0207032	0.0207032
医院领导决策力	0.037369	0.036541	0.041976	0.037835	0.03209	0.042545	0.0414064	0.0414064	0.0448587
医院管理组织机构满意度	0.019533	0.019078	0.021828	0.019829	0.0168	0.022779	0.0227792	0.0227792	0.0208714
对领导满意度	0.027443	0.022146	0.025171	0.022445	0.019465	0.027187	0.019146	0.019146	0.019146

续表

指标/医院	1	2	3	4	5	6	7	8	9
制度合理性	0.029693	0.029777	0.032333	0.030249	0.02615	0.035091	0.0337416	0.0337416	0.0309157
制度贯彻效果	0.034845	0.032441	0.035045	0.033833	0.029538	0.038449	0.0400512	0.0400512	0.0300384
5年人员流动比率	0.018824	0.025098	0.012549	0.025098	0.025098	0.006275	0.031373	0.031373	0.0188238
患者投诉渠道	0.015128	0.015128	0.015128	0.015128	0.015128	0.015128	0.0090768	0.0090768	0.0090768
非医疗安全投诉率	0.014218	0.008531	0.001422	0.011374	0.001422	0.014218	0.0014218	0.0014218	0.0014218
投诉改进率	0.016507	0.016507	0.016507	0.009904	0.016507	0	0.016507	0.016507	0.016507
非医疗安全意外事故报道率	0.017424	0.017424	0.017424	0.010454	0.017424	0.017424	0.0017424	0.017424	0.017424
患者身份识别	0.007566	0.010088	0.010088	0.010088	0.007566	0.010088	0.010088	0.010088	0.010088
部级重点临床专科	0	0	0	0	0	0.001809	0	0	0
省级重点临床专科	0.023364	0	0	0.018691	0	0.002336	0.023364	0	0
5年省部级科研奖	0.016558	0	0	0.013246	0	0.001656	0.016558	0	0
5年市级科研奖	0.014231	0.005692	0	0.011385	0.014231	0.001423	0.014231	0.0071155	0
是否主办学术期刊	0	0	0	0	0	0	0	0	0
近5年出版专著数	0	0.007143	0	0.011905	0.002381	0.002381	0	0	0

续表

指标/医院	1	2	3	4	5	6	7	8	9
近5年科研成果专利数	0.014231	0.014231	0	0	0.014231	0.007116	0	0	0
国家继续教育点	0.011905	0	0	0.011905	0	0	0	0	0
领导创新意识	0.032294	0.032294	0.029307	0.03068	0.027692	0.026643	0.0242208	0.0161472	0.0080736
实施管理新制度数	0.005139	0.005139	0.025697	0.020558	0.020558	0.010279	0.0051394	0.0205576	0
管理创新制度认可度	0.028147	0.014074	0.035184	0.028147	0.014074	0.014074	0.0253325	0.0238477	0.0269756
危机预警机制	0.0275	0.020625	0.034375	0.034375	0.0275	0.01375	0.034375	0.03245	0.0236344
危机管理知晓率	0.0125	0.0125	0.03125	0.01875	0.025	0.00625	0.0203125	0.0260313	0.0260313
应急演练人次	0.008435	0.004218	0.012653	0.004218	0.008435	0.012653	0.0126528	0.0126528	0.0084352
危机处理组织	0.009972	0.013326	0.020147	0.014844	0.014731	0.021462	0.0158641	0.0090652	0.0188783
新闻发言人制度	0.004063	0.007359	0.008688	0.00625	0.007813	0.013984	0.0046875	0	0.0078125
医院知名度	0.001941	0.001271	0.003492	0.002235	0.003338	0.005656	0.0012569	0.0010335	0.0040711
医院美誉度	0.001146	0.000232	0.000516	0.001238	0.000898	0.000738	0.0001548	0	0.0010733
患者满意度	0.007056	0.007635	0.008216	0.007617	0.007234	0.007303	0.0072948	0.0073692	0.0065833
患者忠诚度	0.005581	0.006003	0.007401	0.006797	0.00509	0.005596	0.0060409	0.0059785	0.044999

续表

指标/医院	1	2	3	4	5	6	7	8	9
患者来源外埠比例	0.005135	0.006419	0.002568	0.001284	0	0.006419	0.0025676	0	0.0051352
医院社会贡献率	0.003991	0.003874	0.004	0.003797	0.003671	0.004698	0.0038744	0.0038744	0.0038744
媒体正面报道率	0.003375	0.004219	0	0	0	0	0.0029955	0.0033752	0.004219
医院网站访问问量	0.000844	0.004219	0.000422	0.000844	0.000422	0.000844	0.0004219	0	0
学术兼职人数	0.031467	0	0.019667	0.039334	0	0	0.0078668	0	0
一级学会常务理事任职数	0.027076	0	0	0.033845	0	0	0.006769	0	0
人大代表数	0.006084	0.003803	0.003803	0.003803	0.003803	0	0.001521	0	0
政协代表数	0.00589	0.007362	0	0.007362	0.007362	0	0.0014724	0.0014724	0
医保部门对医院的评价	0.012493	0.009994	0.012493	0.009994	0.009994	0.009994	0.0099944	0.0099944	0.0099944
物价部门对医院的评价	0.00762	0.00762	0.009525	0.00762	0.00762	0.00762	0.00762	0.00762	0.00762
卫生行政部门对院长评价	0.012493	0.009994	0	0.009994	0.009994	0.009994	0.0099944	0.0099944	0.0099944
总分	0.706492	0.554096	0.62719	0.701507	0.550958	0.536315	0.607356	0.548307	0.511904

表 5-3　　　　　　　两种评价方法的排序比较

医院	排序 1	排序 2
1	1	1
2	4	5
3	2	3
4	3	2
5	7	6
6	8	8
7	5	4
8	6	7
9	9	9

根据 Kendall 等级相关计算得出，$r = 0.833$，$P = 0.002$。因此两种评价方法具有较高的相似性，比较稳定。另外，从表 5-3 中可以看出，三级甲等医院的软实力总体上要优于二级甲等和民营医院；在东部发达地区，民营医院的软实力优于二级甲等医院；而在中西部地区，公立医院的软实力优于民营医院。

三、医院软实力类型测评

根据医院软实力侧重点的不同，将医院的软实力分成务实型、活力型、理想型和开放型，分别计算一级指标的均值，如表 5-4、表 5-5 所示：

表 5-4　　　　　　　医院各维度得分

维度/医院	1	2	3	4	5	6	7	8	9	权重
文化力	4.032	3.32	3.69	3.88	3.30	3.28	3.69	3.43	3.04	0.142
管理能力	4.044	3.66	3.88	3.97	3.55	3.22	3.63	3.52	2.91	0.335
创新力	4.043	3.56	3.76	3.27	3.02	3.07	2.76	3.08	2.89	0.225
协调应变能力	4.012	3.44	3.72	3.76	3.44	3.19	3.58	3.28	3.01	0.125
公共关系活力	4.063	3.62	3.70	3.85	3.20	3.22	3.42	3.5	3.08	0.173

表 5-5　　　　　乘以权重后的医院软实力各维度值

维度/医院	1	2	3	4	5	6	7	8	9
文化力	0.573	0.472	0.525	0.551	0.469	0.466	0.523	0.487	0.432
管理能力	1.355	1.224	1.300	1.331	1.189	1.078	1.217	1.179	0.975
创新力	0.910	0.801	0.846	0.735	0.680	0.692	0.622	0.693	0.650
协调应变能力	0.502	0.430	0.465	0.470	0.430	0.399	0.448	0.410	0.376
公共关系活力	0.703	0.626	0.640	0.667	0.554	0.557	0.591	0.606	0.533

　　将医院软实力的测评做成一张问卷，分成五个维度，测算每个医院每个维度的平均值（见图 5-1）。

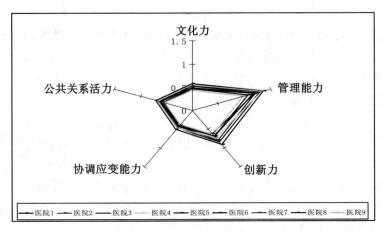

图 5-1　样本医院五个维度平均值

　　雷达图中有围绕同一中心的 3 个封闭框（见图 5-2），其中最小的封闭框代表平均水平的 1/2 值或最差的情况；中心框代表平均水平或特定比较对象的水平，称为标准线（区）；大框表示平均水平的 1.5 倍或最佳状态（为了便于识别，将图中的框格去除）。从第 1 幅雷达图中可以看出，医院 2 在协调应变力和文化力方面需要努力提高；管理能力是 3 家医院软实力的发展优势，需继续发扬。

　　从第 3 幅雷达图中可以看出，医院 7 的软实力各个维度的平均值都接近，但是公共关系活力和管理能力略偏高，显示医院的软实力较好；医院 9 的管理能力得分偏高，倾向于活力型的软实力。

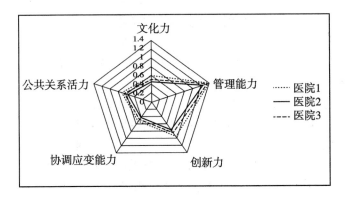

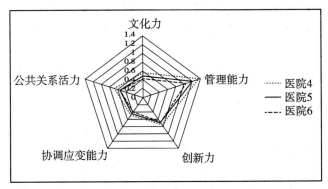

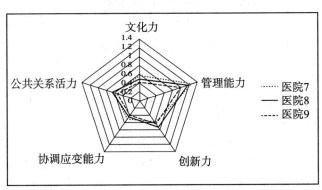

图 5-2　软实力评价雷达图

四、分析与讨论

上述分析中，9 家医院采用加权综合评分计算出来的结果显示，最高的分数是 70.65 分，2 家医院的分数在 70—75 分，2 家医院的得分在 60—65 分之间，其余 5 家医院的评分在 50—55 分之间。因此软实力的得分偏低，证明目前我国医院软实力发展还处于初级阶段。

两种计算方法得出的结果显示，三甲医院软实力的发展要优于二甲医院和民营医院，其原因可能是三甲医院的硬件设施要优于二甲医院和民营医院。从医院自身的发展阶段来说，三甲医院开始从硬件发展过渡到软实力发展，印证了前面的理论，即软实力要在硬实力发展的基础上展开，以及软实力发展与医院自身发展周期有关。这一结果也体现了群众对于软实力的需求，群众对于医院首要的要求是治病救人，但又不仅是治病救人，群众希望在就诊过程中能享有更多的附加价值。三甲医院的发展可以看做县级医院发展的超前阶段，群众对于三甲医院的附加值的期待要大于县级医院和民营医院，这种期望反作用于医院就是软实力的被动或主动提升。

但是在结果中，也出现了比较有意思的现象，就是在东部发达地区，民营医院的软实力要优于县级医院。由于样本的原因，这个现象也许不具有普遍性，但是东部发达地区民营医院资金雄厚，可以从发展硬实力的阶段直接进入软实力的发展阶段；另一方面，在与当地的公立医院竞争的过程中，民营医院在医疗技术方面可能还无法与公立医院抗衡，但是在医疗服务、组织文化、医院内部管理等方面可以形成竞争优势。这一现象还与当地鼓励民营医院的发展有关，2009 年深圳市国有卫生机构的数量在所有卫生机构中占19.87%，而私营、股份合作、中外合资的比例占所有卫生机构的比例为 77.69%，其中私营医疗机构占所有卫生机构的比例达到72.59%。① 因此，除了与公立医院之间进行竞争外，民营医院之

---

① 2009 年深圳市卫生和人口计划生育委员会卫生统计年鉴，http://www.szhpfpc.gov.cn/wsj/main? fid＝open&f－un＝show_news&from＝view&nid＝15425.

间的竞争也非常激烈，医院必须全方位地提升竞争力。而在中部或西部地区，民营医院的发展显然没有东部地区发展迅速，其在某一个区域所占的比例也大大低于东部发达地区，由于市场竞争激烈程度远不及东部发达地区，因此其软实力的发展也落后于东部发达地区，不足以与公立医院形成强大的竞争态势，从而又使得软实力的发展显得不是非常紧迫。

从各个维度来看，在五个能力中医院管理能力都在 1.0—1.5 之间，处于正常范围内，而其他维度都处于 0—0.5 或 0.5—1.0 之间，说明医院管理能力处在比较理想的状态，是每家医院的优势所在。创新能力、文化力、协调应变能力和公共关系活力需要继续改善。另外，根据医院软实力评价的概念模型（HSE），可以判断被评价的 9 家医院都属于活力型，因为每家医院的管理能力和创新能力相对于本院的其他软实力维度均要好。

五、评价指标体系的信度和效度分析

（一）信度分析

信度检验是检验指标的可靠性，它是指采用同样的方法对同一对象重复测量时所得结果的一致性程度。[1][2] 本书采用克伦巴赫系数进行指标的信度检验，对二级和三级指标进行信度检验，结果如表 5-6 所示：

① Christophe Sapin, Marie-Claude Simeoni. Reliability and Validity of VSP-A, a health-related quality of life instrument for ill and healthy adolescents. Journal of Adolescent Health , 2005, 36: 327-336.
② 孙振球. 医学统计学［M］. 北京：人民卫生出版社，2002.

表 5-6　　　　　　　　　　指标体系的克伦巴赫系数

二级指标	克伦巴赫系数
文化资源配置	0.917
组织价值观	0.942
组织行为规范	0.859
组织凝聚力	0.858
组织医德医风	0.892
领导能力	0.965
管理制度	0.887
患者管理	0.876
科研创新	0.757
管理创新	0.910
危机处理能力	0.930
传播力	0.967
学术影响力	0.912
政策影响力	0.920

（二）效度分析

效度分析是分析测量的结果是否符合问卷的设计。效度分为三种类型，有表面效度、准则效度和结构效度。结构效度是目前比较常用的类型，而评价结构效度的方法主要是因子分析，其主要指标有累积贡献率、共同度和因子负荷。累积贡献率反映公因子对量表的累积有效程度，共同度反映由公因子解释原变量的有效程度，因子负荷反映原变量与某个公因子的相关程度。①②

因子分析前，首先进行适当性（KMO）检验和巴特利特球形检验。KMO 检验系数>0.5，卡方值的显著性概率（P）<0.05 时，问卷才有效度，才能进行因子分析。

从表 5-7 可以看出，KMO 样本测度值为 0.891，适合做因子分析。卡方值的显著性概率小于 0.01，数据矩阵不是单位矩阵，也说明数据可以做因子分析。

表 5-7　　　　　**KMO 样本测度和巴特利特球形检验**

KMO and Bartlett's Test		
KMO 样本测度		.891
巴特利特球形检验	卡方值	9.741
	自由度	2080
	显著性概率	.000

为了便于解释，需要对因子载荷矩阵进行检验，使得因子负载矩阵中因子负载的平方值向 0 和 1 两个方向分化，使得大的负荷更大，小的负荷更小。本书采用主成分分析正交旋转的方法，将特征根大于 1 作为因子提取标准。

1. 文化力二级指标旋转后的载荷矩阵

从表 5-8 可知，22 个项目解释萃取的 4 个因子解释了总体的 77.77%，即涵盖了 77.77% 的信息。

---

① 方鹏骞主编．医学社会科学研究方法［M］．北京：人民卫生出版社，2010.
② 金瑜主编．心理测量［M］．上海：华东师范大学出版社，2001.

表 5-8 　　　　　　　　　方差分解表

因子	初始特征根			因子贡献及累积率			旋转后因子贡献及累积率		
	特征值	贡献率	累计贡献率	特征值	贡献率	累计贡献率	特征值	贡献率	累计贡献率
1	11.066	50.302	50.302	11.066	50.302	50.302	5.741	26.097	26.097
2	3.079	13.998	64.299	3.079	13.998	64.299	4.491	20.412	46.509
3	1.752	7.962	72.261	1.752	7.962	72.261	4.284	19.473	65.982
4	1.211	5.505	77.766	1.211	5.505	77.766	2.593	11.785	77.766
5	.896	4.073	81.840						
6	.664	3.018	84.858						
7	.550	2.499	87.357						
8	.491	2.230	89.588						
9	.410	1.863	91.450						
10	.352	1.602	93.052						
11	.301	1.366	94.418						
12	.240	1.089	95.507						
13	.229	1.041	96.548						
14	.201	.912	97.460						
15	.183	.834	98.294						
16	.150	.681	98.975						
17	.104	.472	99.447						
18	.093	.424	99.871						
19	.013	.059	99.930						
20	.012	.054	99.984						
21	.004	.016	100.000						
22	1.795	8.161	100.000						

表 5-9　　　　　　　　　文化力因子负荷矩阵

项目	因子			
	1	2	3	4
a11	.702	.124	.500	.136
a12	.778	.086	.441	.090
a13	.886	.080	.249	.163
a14	.867	.234	.101	.018
a15	.777	.066	.424	.125
a16	.896	.058	.224	.177
a17	.877	.215	.078	.031
a21	.387	.274	.710	.183
a22	.360	.228	.746	.154
a23	.280	.250	.761	.270
a24	.244	.263	.756	.287
a31	.281	.557	.465	-.043
a32	.304	.621	.476	.002
a33	.378	.571	.510	.002
a34	.319	.644	.429	-.021
a41	.137	.298	.511	.584
a42	.160	.199	.181	.918
a43	.134	.199	.171	.921
a51	.116	.781	.055	.349
a52	.016	.793	.018	.296
a53	-.032	.781	.244	.156
a54	.144	.802	.216	.108

a11—a17 项目负荷在因子 1 上，a21—a24 负荷在因子 3 上，a31—a34，a52—a54 负荷在因子 2 上，a41—a43 负荷在因子 4 上，项目 a31—a34 在原来的设计中是"组织行为规范"二级指标，而 a52—a54 是"组织医德医风"二级指标，本书为了突出"医德医风"，将其单独作为一个因子。

2. 管理能力二级指标效度分析

从表 5-10 可知，2 个因子可以解释总体的 72.799%。

表 5-10　　　　　　　　　管理能力方差分解表

因子	初始特征根			旋转后因子贡献率及累积贡献率		
	特征值	贡献率	累计贡献率	特征值	贡献率	累计贡献率
1	4.765	61.767	61.767	3.450	44.724	44.724
2	0.851	11.032	72.799	2.166	28.075	72.799

表 5-11　　　　　　　管理能力旋转后的因子负荷矩阵

项　目	因　子	
	1	2
b11	.859	.296
b12	.896	.277
b13	.846	.369
b14	.868	.263
b21	.825	.297
b22	.751	.329
b23	.543	.371

项 目	因 子	
	1	2
b31	.234	.817
b32	.231	.834
b33	.313	.789
b34	.419	.716
b35	.293	.626

从表 5-11 可以看出，12 个项目负载在 2 个因子上，其中 b11—b14、b21—b23 负荷在因子 1 上，b31—b35 负荷在因子 2 上，比原先假设的少一个因子，按照原先的设计，b21—b23 应单独成为一个因子，如果笼统地定义为"领导管理能力"，可以合而为一，而本研究是希望突出"制度管理"，所以将其另列为一个因子。

3. 创新力二级指标因子分析

从 11 个项目中萃取出 2 个因子，能够解释总体的 80.643%。

表 5-12　　　　　　　　创新力方差分解表

因子	初始特征根			旋转后因子贡献及累计贡献率		
	特征值	贡献率	累计贡献率	特征值	贡献率	累计贡献率
1	6.382	69.279	69.279	5.145	55.846	55.846
2	1.047	11.364	80.643	2.285	24.798	80.643

表5-13 创新力因子负荷矩阵

项目	因 子	
	1	2
c11	.800	.324
c12	.873	.236
c13	.912	.232
c14	.902	.256
c15	.798	.316
c16	.851	.297
c17	.857	.300
c18	.766	.361
c21	.304	.841
c22	.324	.868
c23	.231	.860

从表5-13可以看出，项目c11—c18负荷在因子1上，项目c21—c23负荷在因子2上，与原先的设计完全相符，因此，说明创新能力二级指标体系具有较好的结构效度。

4. 协调应变能力二级指标的因子分析

表5-14 协调应变能力方差分解表

因子	特征值	贡献率	累计贡献率
1	2.450	74.911	74.911

可以看出，一个因子被抽出，符合原先指标设计。

5. 公共关系活力的二级指标因子分析

从 15 个项目中萃取出 3 个因子，解释了总体的 76.817%。

表 5-15　　　　　　　　　公共关系活力方差分解表

因子	初始特征根			旋转后因子贡献率及累计贡献率		
	特征值	贡献率	累计贡献率	特征值	贡献率	累计贡献率
1	5.804	57.151	57.151	3.034	29.872	29.872
2	1.137	11.196	68.347	2.765	27.229	57.102
3	.860	8.470	76.817	2.002	19.716	76.817
15	.041	.403	100.000			

表 5-16　　　　　　　　　公共关系活力因子负荷矩阵

项目	因　子		
	1	2	3
e11	.773	.377	.143
e12	.824	.251	.205
e13	.686	.153	.313
e14	.784	.070	.308
e15	.713	.400	.113
e16	.592	.027	.458
e17	.697	.205	.419
e18	.595	.473	.196
e21	.497	.755	.039

项目	因　子		
	1	2	3
e22	.249	.851	.219
e31	.112	.857	.369
e32	.177	.848	.327
e33	.287	.304	.841
e34	.316	.295	.843
e35	.317	.308	.788

　　从表 5-16 可以看出，项目 e11—e18 负荷在因子 1 上，项目 e21—e22 和 e31—e32 负荷在因子 2 上，项目 e33—e35 负荷在因子 3 上，由于 e21—e22 主要表现的是医院在专业方面的影响力，而 e31 和 e32 表现的是医院在政策建议上的力量，所以，虽然 e31 和 e32 在因子分析上是负荷在因子 2 上，但是不能解释，所以 e31 和 e32 还是应该负荷在因子 3 上。总体来说，本二级指标结构效度比较好。

　　经过上述因子分析，可以认为本研究指标体系具有较好的结构效度。

第六章 医院软实力与顾客满意度的关系研究

本章主要是探讨医院软实力与顾客满意度之间的关系。世界卫生组织用5个指标衡量一个国家卫生系统绩效：人群健康水平、卫生系统总反应、不同人群中卫生系统的反应性情况，不同人群医疗卫生费用分担情况。医院的绩效管理包括医疗质量管理、医院运行效率、内外部顾客的期望与需求。从绩效评价的内容来看，世界卫生组织的最终落脚点是人群。同样，软实力评价最终的落脚点也应该是人群，人群主要是指医院的内部顾客（医院员工）和外部顾客（患者），因此，本研究从统计学的角度探讨医院内外顾客满意度与软实力之间的关系。

本章主要分析9家样本医院软实力与顾客满意度之间的关系，软实力采用加权综合评价的数值，顾客满意度采用满意度问卷调查分值。

一、医院软实力与患者满意度之间的关系

为了探讨医院软实力与患者满意度之间的关系，以患者满意度为因变量，评出的医院软实力分值为自变量，进行回归分析，并制作散点图，结果如图6-1所示。

从图6-1可以看出，医院软实力与患者满意度存在一定的关系，寻找匹配关系的数学模型，结果如表6-1所示。

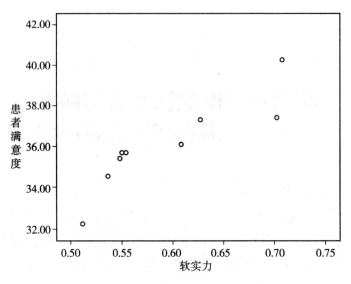

图 6-1　医院软实力与患者满意度散点图

表 6-1　　　　医院软实力与患者满意度回归模型参数估计

Equation	Model Summary					Parameter Estimates			
	R Square	F	df1	df2	Sig.	Constant	b1	b2	b3
Logarithmic	.798	27.659	1	7	.001	44.923	16.655		
Inverse	.810	29.781	1	7	.001	53.449	-10.154		
Quadratic	.817	13.407	2	6	.006	−21.064	162.617	−110.201	
Cubic	.817	13.407	2	6	.006	−21.064	162.617	−110.201	.000
Compound	.776	24.204	1	7	.002	23.201	2.103		
Power	.791	26.493	1	7	.001	45.946	.458		
S	.805	28.927	1	7	.001	4.063	−.280		
Growth	.776	24.204	1	7	.002	3.144	.744		
Exponential	.776	24.204	1	7	.002	23.201	.744		
Logistic	.776	24.204	1	7	.002	.043	.475		

从检验结果看，11个模型均具有统计学意义，从拟优合度来看，二次曲线的拟优合度最高，将二次曲线、幂曲线、指数曲线与原曲线进行拟合，发现幂曲线与实际曲线更接近，因此初步确定拟合幂曲线（见表6-2、表6-3）。

表6-2 曲线拟合指标

Model Summary

R	R Square	Adjusted R Square	Std. Error of the Estimate
.889	.791	.761	.030

表6-3 曲线拟合的方差分析

ANOVA

	Sum of Squares	df	Mean Square	F	Sig.
Regression	.023	1	.023	26.493	.001
Residual	.006	7	.001		
Total	.029	8			

表6-4 变量的回归系数及其 T 值检验

Coefficients

	Unstandardized Coefficients		Standardized Coefficients		
	B	Std. Error	Beta	T	Sig.
ln（软实力）	.458	.089	.889	5.147	.001
（Constant）	45.946	2.205		20.836	.000

曲线拟合指标：其中确定系数 $R^2 = 0.791$，结合表6-4，表明曲线拟合较好。

方差分析：$F = 26.493$，$P = 0.001$，按照 0.05 检验水准，拒绝无效假设，可认为方程显著。

方程中的回归系数及其 T 值检验：自变量 $T = 5.147$，$P = 0.001$，按 0.05 检验水准，拒绝无效假设，可认为自变量 X 的回归系数不等于 0。根据自变量和常数的回归系数，得到幂曲线方程：
$$Y = b_0 * X^{b1} = 45.956 * X^{0.458}$$

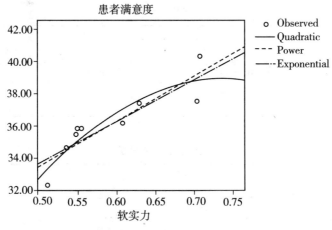

图 6-2　拟合的 EXP、POW 和 QUA 曲线

二、医院软实力与员工归属感之间的关系研究

组织归属感（Organizational Commitment），目前尚无公认的、普遍接受的定义。有行为说、态度说、激励说、过程论等。虽然阐述的角度不一样，但是这些概念都以人对某一特定组织的心理依附作为共同主题，并且是认同了组织的目标和价值观后愿意主动自觉奉献而产生的道德性的、情感性的深层的心理依附，不是工具性的、浅层的依附。Jenna P. Stites 等认为组织归属感与环境相关的组织绩效和团体相关的组织绩效存在关系。[1] 很多学者也证明组织的

---

[1]　Jenna P. Stites and Judd H. Michael. Organizational Commitment in Manufacturing Employees：Relationships with Corporate Social Performance. Business & Society. 2011，50（1）：50-70.

绩效和组织的归属感是相关的。①②③

归属感和满意度的区别在于，归属感是对组织的整体情感反应，而满意度是职工对某一具体职务或该职务的某一维度的反应。组织归属感是经过长期体验内化而成的，具有一定的稳定性。而满意度是对工作环境中的某一具体而有形的方面的及时和直接的反应。④ 因此归属感更能体现员工对于医院软实力的认可。

以员工归属感为因变量，以医院软实力为自变量，进行回归分析，先制作散点图（见图6-3）。

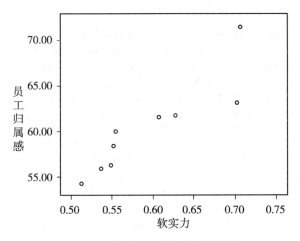

图6-3 医院软实力和员工归属感数据散点图

① Cotton, J. L., & Tuttle, J. M. Employee turnover: A meta-analysis and review with implications for research. Academy of Management Review, 1986, 11 (1): 55-70.

② Meyer, J. P., Stanley, D. J., Herscovitch, L., & Topolnytsky, L. Affective, continuance and normative commitment to the organization: A meta-analysis of antecedents, correlates and consequences. Journal of Vocational Behavior, 2002, 61 (1): 20-52.

③ Koys, D. J. The effects of employee satisfaction, organizational citizenship behavior, and turnover on organizational effectiveness: A unit-level, longitudinal study. Personnel Psychology, 2001, 54 (1): 101-114.

④ 余凯成主编. 组织行为学［M］. 大连：大连理工大学出版社, 2001.

然后进行初步的拟合，拟合的结果如表 6-5 所示：

表 6-5　　　　医院软实力与员工归属感回归模型参数估计

Equation	Model Summary					Parameter Estimates			
	R Square	F	df1	df2	Sig.	Constant	b1	b2	b3
Linear	.809	29.690	1	7	.001	22.021	64.503		
Logarithmic	.810	29.867	1	7	.001	81.103	39.397		
Inverse	.809	29.595	1	7	.001	100.940	-23.825		
Quadratic	.810	12.771	2	6	.007	9.279	106.496	-34.139	
Cubic	.810	12.771	2	6	.007	9.279	106.496	-34.139	.000
Compound	.822	32.246	1	7	.001	32.390	2.835		
Power	.825	33.061	1	7	.001	84.174	.638		
S	.827	33.364	1	7	.001	4.755	-.386		
Growth	.822	32.246	1	7	.001	3.478	1.042		
Exponential	.822	32.246	1	7	.001	32.390	1.042		
Logistic	.822	32.246	1	7	.001	.031	.353		

表 6-6　　　　　　曲线拟合指标

Model Summary			
R	R Square	Adjusted R Square	Std. Error of the Estimate
.906	.822	.796	.037

The independent variable is 软实力

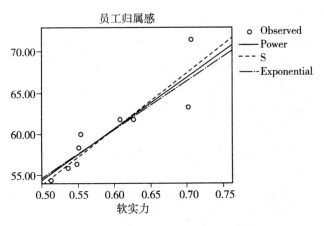

图 6-4　拟合的 POW、S 和 EXP 曲线

表 6-7　　　　　　　　　曲线拟合的方差分析

ANOVA

	Sum of Squares	df	Mean Square	F	Sig.
Regression	.045	1	.045	32.246	.001
Residual	.010	7	.001		
Total	.054	8			

The independent variable is 软实力

表 6-8　　　　　　　　　变量的回归系数及其 T 值检验

Coefficients

	Unstandardized Coefficients		Standardized Coefficients		
	B	Std. Error	Beta	T	Sig.
软实力	1.042	.184	.906	5.679	.001
(Constant)	32.390	3.552		9.118	.000

The dependent variable is ln（员工归属感）

  比较各种曲线的拟合系数，最大值是 S 曲线模型，为 0.827，理论上来说 S 曲线的模型好，但比较拟合线，可见幂曲线拟合得更好，因此，确定数据拟合幂曲线。

  曲线拟合指标，确定系数（$R^2 = 0.822$），结合拟合曲线，表明曲线拟合得较好。

  方差分析：$F = 32.246$，$P = 0.001$，按 0.05 检验水准，拒绝无效假设，可认为方程显著。

  方程中变量的回归系数及其 T 值检验：自变量 X 的 T 值为 5.679，P 值为 0.001，按 0.05 检验水准，拒绝无效假设，可认为自变量 X 的回归系数不为 0。根据自变量和常数的回归系数，得到幂曲线方程：$Y = b_0 * X^{b1} = 32.390 * X^{1.042}$。由于 X 的取值范围是 [0，1]，根据这一方程，当 $X = 1$ 时，Y 得最大值。

  根据以上分析，员工满意度和员工归属感都与医院软实力存在幂曲线关系，当软实力增强时，员工满意度和员工归属感都增加。

第七章　医院软实力发展的策略

一、医院软实力发展的 SWOT 分析

SWOT 分析用于确定机构本身的竞争优势（Strength）、劣势（Weakness），面临的机会（Opportunity）和挑战（Threat），从而将机构的发展战略与机构内、外部资源有机结合，寻找最佳的趋利避害的发展策略。① SWOT 分析矩阵对于制定机构的发展战略具有非常重要的意义。

为了进一步分析我国医院治理的环境、需求以及机遇和挑战，本章利用 SWOT 分析工具，总结我国医院软实力发展所面临的优势、劣势、机遇和挑战。

（一）医院软实力发展的优势和劣势

1. 医院内部的优势

千百年来，"治病救人"、"救死扶伤"、"夫医者，非仁爱之士，不可托也；非聪明理达，不可任也；非廉洁淳良，不可信也"、"医乃仁术"等观念是医学宝贵的精神财富，也是行医的宗旨，倡导从医者无论在何时都要以人为本。因此，"以患者为中心"的服务理念是千百年来中国优秀传统文化的积淀，得到了广大人民群众的认可，是患者及其家属判断医疗服务是否合格的黄金

---

① Robert William. Promoting Community Ownership of Local Health Issuses. Common Health，1999，Fall：13-18.

标准。这种价值观同时也为医务人员所接纳和理解。

医院的发展最终要落脚于提高内部员工的忠诚度和外部顾客的满意度，而非仅仅是医院规模和硬件设施的不断扩张。内部员工的忠诚度和外部顾客的满意度需要从医院的文化、管理、创新等方面不断完善，这种完善是和医院硬实力的完善同步的，因此目前发展医院软实力是医院自身发展的强烈要求。

医院的管理需要逐渐从经验管理向科学管理、从粗放式管理向精细化管理转变，这种需要使得医院管理者的科学管理思维开始打开。粗放式的管理追求规模最大、设施最好，但其管理是经验式的，是以个人经验为主的管理模式。随着医院竞争的逐渐激烈，规模的不断扩大，经验式的管理已不能满足医院的发展需求；随着医院规模的不断扩张，其管理的成本会越来越高，而制度建设变得越来越重要。

2. 医院内部的劣势

医院内部的管理水平和制度建设落后于医院规模的扩张。目前医院的发展不是物质和精神兼顾，也不是硬设施与软制度并行发展，医院还没有真正符合医院发展规律的文化建设的觉醒和具体行动。医院管理层在观念上的迟滞与制度建设的迫切需要之间存在非常突出的矛盾。

一方面，中国的文化价值观带有明显的享乐主义倾向，世俗享乐主义与市场经济的结合更加突出了人们对于物质的追求而缺少精神的向往，而且也导致医院在软实力建设上缺乏长远眼光，功利主义盛行。医院的软实力建设大多是面子工程，不是从医院软实力的发展规律去思考软实力的建设问题，这使得医院的软实力建设不是同医院的本身发展相结合，医院管理层关于医院软实力是什么、包括哪些要素、怎样发挥其作用还不清楚。缺乏医院软实力内部评价理念和工具，直接降低了医院软实力的竞争水平。

另一方面，虽然中国医学的传统文化具有丰富的医院软实力内涵，但是，如何将这些传统的价值体系合理地应用于医院，存在诸多困难。而且，医院内部的逐利观念和行为已经建立，医务人员在服务理念、服务行为上的改善会变得非常困难，除非有足够的强化物可以纠正这种观念和行为。另一方面，医院目前的主要竞争方式是非价格竞争，以使用大规模和高精尖的仪器为提高市场占有率的主要手段，竞争的高成本最终转嫁到患者身上，并造成医疗资源的浪费。

医院软实力建设本身缺乏硬实力建设的市场即效性，其需要的时间长，是一个渐进的过程，必须克服浮躁心理，需要长期的积淀，需要不断进行制度建设、人才培养，并且在不断的摸索中建立与其医院相匹配的软实力，使其在市场竞争中真正发挥其优势。

（二）医院软实力发展所面临的机遇和挑战

1. 医院外部的机遇

新一轮的医药卫生体制改革。改革的目标就是要改善目前百姓"看病贵、看病难"的现状，确定医疗卫生服务公益性回归。①② 在这一背景下，医院的发展就要软硬兼顾、内外兼修，一味地追求医院经济发展的模式已经不能适应时代的要求。

强调社会和谐发展，倡导公平正义的价值理念。科学发展观的核心是人的全面发展，经济发展是手段，人的全面发展才是目标。在这种价值理念的影响下，医院软实力的发展就会具备良好的外部条件。

因此，宏观的价值体系和卫生系统内部的改革，都为医院发展软实力提供了良好的契机。

2. 医院外部的挑战

医院的文化和价值观受整个社会价值观的影响。目前的社会价

---

① 曾正航. 试论公立医院文化建设对"公益性"的重塑［J］. 医学与社会，2010（5）.

② 薛迪. 试论我国公立医院改革的关键点［J］. 中国医院管理，2010（7）.

值观存在明显的趋利倾向，医院不可能完全脱离社会趋利观念的影响，医院在不断发展的过程中，一方面需要提高医务人员的待遇，完善医院的管理制度，用制度对行为进行约束；另一方面，需要加强医院内部文化的建设，用先进的医院文化熏陶人。

医院之间不断进行规模扩张。竞争者在进行"军备竞赛"，忽视文化制度建设，是目前的现状。在目前的情况下，医院的军备竞赛还会持续较长时间。

总体来看，医院尤其是县级医院和民营医院，其创新力表现不足，与公立三级甲等医院存在较大的差距，这影响了县级医院和民营医院的发展，使县级医院和民营医院的竞争优势无法与三级甲等医院相比，大量优秀的人力资源分布在公立三甲医院。不过，人才和设备不能与三级医院相比，县级医院和民营医院可以大胆发展软实力的其他维度，这是有可能成为其竞争优势的。

随着国家对社会办医逐渐开放，更多的外来资本会进入某一区域办医，其对于医院的管理和资本运作都比较成熟，加之外来资本雄厚，如果国内的民营医院被其兼并，或者其管理模式主要是借鉴国外，那么本土软实力的价值观很有可能被外资企业同化或解构。

表 7-1　　　　　　　医院软实力发展的 SWOT 分析

优势	①发展医院软实力是医院自身发展的强烈要求。②医院管理者科学管理、全面管理思维的觉醒。③中国千百年来流传的"以人为本"，"医者仁术"的价值理念，为全社会所认同。	劣势	①关于医院软实力的概念界定不清，缺乏软实力评价的工具。②医院内部的管理和制度建设落后于规模的扩张及硬件设施的建设。③我国传统的价值观具有明显的享乐主义倾向，医院内部的逐利观念已经建立，在这种理念指导下的医生行为发生固化，很难改变。④中国传统的优秀的医院软实力理念难以付诸实施。⑤医院软实力建设需要的周期比较长。

续表

机会	①新一轮的医药卫生体制改革要求满足内部顾客和外部顾客的需要，尤其要求满足外部顾客的需要。 ②公平正义、社会和谐、科学发展观的提出和实践，为医院软实力的发展提供了良好的基础。	挑战	①目前社会价值体系是以经济建设为主，趋利思想严重，医院的价值体系是社会价值体系的缩影。 ②医院之间进行规模竞赛已然成为医院发展的惯性，这种竞赛还会持续较长时间，至少在目前，医院软实力的发展不会摆在和硬实力发展相同的位置。 ③县级医院和民营医院创新力表现不足。 ④本土民营医院的价值观可能被外资企业解构。

二、基于 SWOT 分析的医院软实力发展策略

分析了我国医院发展软实力的竞争优势、劣势、机遇和挑战后，建立 SWOT 分析模型矩阵，形成 SO、ST、WO、WT 的发展战略。

表 7-2　　　　　　　　　　　**SWOT 分析工具图**

SWOT 矩阵	优势（S）	劣势（W）
机会（O）	SO（发展这些）	WO（改进这些）
挑战（T）	ST（监视这些）	WT（消除这些）

（一）SO 战略

SO 战略是在最佳环境下实施的战略，医疗卫生体制改革、提倡公平正义、倡导社会和谐的宏观背景为医院软实力的发展提供了很好的契机；再加上医院开展市场竞争需要关注自身文化、制度、

管理等方面的建设，以及医院领导层的科学管理意识的觉醒，医院软实力的竞争优势因之能够充分发挥。

（二）WO 战略

在此种战略下，医院要抓住宏观环境带来的机遇，同时克服医院软实力发展的内部劣势，一方面，加强医院软实力理论研究，指导医院软实力发展实践；另一方面，开发并利用我国丰富的传统文化资源，利用优秀的传统文化重塑医院的核心价值观，并加强管理能力和制度建设。具体表现在：

1. 医院核心价值观的重塑

医院的核心价值观是为病人服务、为群众的健康服务。要将这种价值观转化为医院的具体行为，却并非易事。首先，医院的价值体系附属于整个社会的价值体系之中，如果社会价值是唯经济发展至上，那么医院也会奉行经济效益至上，而不是群众的健康至上。要在经济至上的价值体系中切实为人民服务，必须有完善的制度进行约束。其次，医院大多是自收自支，政府拨款较少，医院为了生存，会追求经济效益，再加上社会价值观的催化，医院多以追求最大的经济效益而不是保障人民的健康为目的。

为病人服务、为群众的健康服务这种价值体系所表现出来的医院最重要行为之一，是使群众花费最少的成本获得最大的健康收益，不以浪费卫生资源来获取收益为代价。另一种行为是在对病人的服务中，尽量使大多数患者满意，包括就医环境、流程等，处处体现以人为本的理念。

2. 强化医院领导层的软实力建设

软实力的建设是精神建设的外化，正如经济效益是物质建设的外化一样。医院本来就带有一定的公益性质，如果单纯以经济效益为目的，就违背了医院的本质属性，也违背了社会主义医院的核心价值体系。因此，需要物质建设和精神建设同步发展。另外，就医院本身来说，以规模扩张和硬件设施不断完善为表象的"军备竞赛"，会产生更高的管理成本，传统的经验管理将不再适应现代医院的发展，需要医院在管理、创新、文化等"软资源"方面进行发展，使其成为新的竞争力，并使医院的综合实力软硬兼具。

（三）ST 战略

在宏观环境对医院发展不利的情况下，应对外部挑战，需要医院发挥内部优势，促进医院软实力发展。具体表现在：

1. 找准医院软实力建设的突破点

医院软实力包括文化力、管理能力、创新力、协调应变能力和公共关系活力，通过软实力的测量，可以找出医院自身在哪一个维度比较缺乏，目前比较缺乏的维度就是医院软实力需要突破的维度。从本书所做调查的结果看，三级甲等公立医院在创新能力维度要高于二级甲等公立医院和民营医院，尤其是要好于民营医院，但是，在深圳，民营医院的各个维度要比二级甲等公立医院好。

2. 关注县级医院软实力建设

县级医院在农村三级卫生保健体系中占有"龙头"地位，而且，随着新型农村合作医疗保险的全面覆盖，县级医院的门诊量和住院人次在不断增加，虽然硬件设施有非常明显的改善，但是在医院文化、管理、创新、公共关系活力等方面，还非常薄弱。为了能给群众提供更加安全、方便的卫生服务，县级医院在软实力的建设方面需要进一步加强。

（四）WT 战略

WT 战略是在内外部条件都不利的情况下的战略。将不利因素降到最低，需要发挥政府的宏观调控作用和政策导向作用，查找政策导向中存在的问题，及时修正。同时，提高医院发展软实力的主观能动性，以个别成功的案例为其他医院作借鉴，并通过试点走出一条将医院软实力作为竞争力的路子。

三、提升医院软实力的建议

随着医院硬实力建设不断趋于稳定，医院软实力建设将是医院下一轮竞争的关键，因此，如何提升医院软实力是中国医院面临的新课题。

（一）加强医院文化建设

医院文化是医院软实力的重要内容，文化的提升却不能一蹴而就，需要医院经过长期的积淀才能实现。协和医院经过百年发展，已经积累了非常深厚的文化底蕴，比如"协和三宝"（图书馆、病历、名教授）、"三基三严"的人才培养准则（"三基"即基础理论、基本知识、基本技能，"三严"，即严肃的态度、严格的要求、严密的方法）已经成为医院的优良传统，成为其医院文化中的一部分，并对医院员工产生激励、鼓舞的作用。

医院文化本身是抽象的概念，如何将文化践行，并起到导向作用，可以先将医院文化中具体包含的内容进行剖析，然后再从这些具体内容入手，寻找符合自己医院的文化，有侧重地发展。

首先是病人安全文化。病人安全文化的定义在前面章节已经解释，此不赘述。医务人员非常熟悉"病人安全"，但是却没有上升到文化的高度，也没有完全理解"病人安全"的核心组织要素。当出现医疗纠纷或医疗差错时，重点不在于追究某一医务人员的责任，而是要在组织内对医疗差错各个环节防范、讨论、反馈，并将其落实到组织的日常交流之中，逐渐就会形成组织的病人安全文化。医务人员之间可以自由地进行讨论、交流、自觉预防、相互纠偏。任何医疗活动都是组织文化的体现，病人安全不是某一个医务人员个人的事情，而是整个组织流程的一环。

其次是组织价值观。医院的价值观是医院文化的核心，是创立医院文化的主心轴，决定了医院基本的行为特征，是医院的主导信念，能够指导医院运行，规范医院行为。医院的价值观决定了医务人员怎样看待病人、怎样进行诊疗活动。医院的组织价值观，要得到医院大多数员工的认同并去践行才具有实际意义。当然组织的价值观会受到组织所处的外部环境的影响，目前我国处于经济社会转型时期，趋利拜金的价值观盛行，这种医院外部的社会价值观会影响医院组织价值观；另一方面，体制内的政策导向会诱发趋利价值观，医院需要进行市场竞争，在体制不健全、监督不完善时，会采取极端的竞争手段为医院获利，并将医院获利作为唯一的组织目标，这种"唯利是图"的价值观会映射到员工的诊疗行为上。社会大环境的价值导向会影响医院的价值观的取舍，不管社会大环境如何，医院被社会赋予的职责不会改变，其职责就是治病救人，如果这一职责不能符合社会对于医院的角色期待，人们就会选择符合他角色期待的医院。从体制内政策导向的因素来说，倡导医院的公益性是体制内的价值体现。因此，无论是从外部环境还是体制内的因素考虑，医院的组织价值观其实只有一条，就是"以病人为中心"。"以病人为中心"不仅要在服务环境、服务流程上为患者考虑，还要考虑患者成本，尽量帮患者以最小的成本获得最大的健康收益。因此，"以病人为中心"是指只要与病人切身利益相关的，都必须考虑患者利益最大化。

再次是医院的文化资源。文化资源建设是文化建设的重要一环，是增强医院文化意识的工具，不容忽视。目前医院的硬件设施建设集中在医疗设备的改善，极少关注医院文化设施的改善，比如，医院的图书馆、阅览室、数据库、文化交流场地等。即使有多余的场所，也多用于增加病床了。现有医院的文化大体表现为在年终进行一次文艺晚会，而一年一度的文艺晚会带有一定的象征性，并不会产生真正的文化效应。组织中能够增强凝聚力的比较好的方法，就是增加集体活动的次数，在多次团队活动中提升团队凝聚力，增加员工之间、领导与员工之间的相互信任和了解，因此，医院团队活动是增强组织凝聚力的有效方法，而进行频繁的团队活动，就需要组织建设较好的文化活动场所。

除了文化活动场所之外，医院还要加强信息化建设。电子图书馆在一些注重科研的医院已经具备，但是大多数地市级三甲医院、县级医院以及大多数民营医院还不具备。通过电子图书馆的建设，能够为员工提供丰富的知识，极大地开阔知识视野，是建立学习型组织的重要基础。

（二）提高医院管理能力

随着医院自身的不断发展，医院的管理逐渐由经验式管理转向科学管理，院长会逐渐职业化，因此提高医院管理能力显得尤为重要。

首先，提高医院领导者的管理水平。任何一家医院在经验管理时期，都会打上领导者个人的性格烙印，这一点在企业管理中得到了证实，一些国际顶尖企业，某一个团队的行事作风都带有非常明显的经理人性格特色。而领导行为和员工满意度及绩效之间存在一定的关系，关系导向型的领导，注重跟员工的沟通，并喜欢使用正强化的手段，从而使员工满意；任务型的领导关注任务，不太关注员工的感受，多使用监控与惩戒措施，员工满意度低。反过来，员工的低绩效又会使领导使用更多的监控和惩戒措施。

决策能力是院长能力的核心，执行能力是医院中层干部能力的核心。院长需要决定做什么，中层干部需要思考如何有效地贯彻。另外，医院的院长和中层干部可以采用权变的领导风格，观察环境，使实际的领导风格与环境相匹配，或者改变环境使之与自己的领导风格相匹配，采取哪一种方式，取决于领导者行为的灵活程度，如果领导者行为灵活，可以改变自身，适应环境；如果领导者行为不易改变，可以保持自己的风格，改变工作环境。院长需要在多方收集信息、认真分析数据的基础上科学决策。中层干部需要在权衡多种方案、比较执行路径的优劣的基础上高效地执行。

其次，进行制度管理。制度管理是医院科学管理的标志，制度是医院管理机制的体现，组织行为不以某个人的意志为转移，而是有规律可循的。制度管理的前提是要建立符合医院实际情况的合理制度，并能得到医院大多数员工认同，制度才有执行的空间。同时，医院还需要对制度执行效果进行及时评价，在实践中不断完善制度。

再次，进行患者管理。由于医疗服务的特殊性，患者管理是医院管理的重要内容，仅次于医院的组织管理。患者管理的核心在于避免疾病本身之外的因素对患者的健康造成负面影响，比如因为患者识别错误，引起输液错误；因为地面防滑处理不到位，引起患者滑倒或因为医院防护措施不到位，导致患者跌落等。患者管理需要建立在较强的安全意识和良好的患者管理制度之上。

（三）不断进行医院创新

创新能力是医院提高竞争力的核心要素，是医院出奇制胜的关键。提升医院的创新力主要从以下两个方面着手：

第一，领导要具有创新意识。即领导具备创新思维，领导的创新思维表现为领导在自身的工作中有创新，要求组织中其他人的工作也富有创新性。领导的创新动机和意志，是医院是否具有创新能力的关键。因为，如果领导不具备创新动机，对员工的创新行为不会产生兴趣，更不会支持员工创新，会将创新扼杀在摇篮中。领导具备了创新的动机，还需要具备创新的意志。一方面创新不会一次就成功，可能会花费大量的人力、物力，需要不断的尝试；另一方面，一项工作创新取得了成绩，要持续创新，取得更大突破。

第二，医院要不断进行科研创新。很多人认为，医院能够看好病就可以了，不用进行科研。但是，纵观取得卓越成就的医院，其科研创新能力都是非常强大的。科研促进临床新思维、新方法的应用，对现代医疗发展所产生的影响是决定性的，忽视科研创新，只能使技术水平保持在原地，不能产生质的飞跃。医院科研创新的具体手段包括：培养人才团队，采用以学科或科室为单位，培养高素质的创新型人才队伍；鼓励人才进行继续教育，适时派出人员外出学习或继续深造；资助创新型课题，这适用于准备进行科研创新的医院，或者鼓励年轻人创新的医院，医院自身资助的课题资金不会很多，但可以激活员工的创新意识，一旦创新意识被激活，取得一定的成果后，他们会寻求更多的资金进行科研创新。

（四）培养医院的协调应变能力

医院能随着内外环境的改变而调整发展战略，是医院可持续发展的特征之一。医院的协调应变能力主要从以下两个方面进行培养：

第一，针对外部环境的变化，医院及时调整发展战略，使医院能在急速变革的时代持续发展。比如，在 2009 年的医疗卫生体制改革中，政府鼓励民营资本办医院，在一个地区，民营医院会逐渐增多，公立医院如何在竞争中取胜，需要调整战略，若对方建立的是综合性医院，有雄厚的资金和高素质的医务人员，那么，公立医院可以考虑变原先的综合医院为特色医院，突出医院某一个或某几个科室的特色，以差异化的服务取胜。

第二，针对内部环境的突变，需要进行危机管理。首先是建立危机管理职能部门，避免危机发生时责任不明、权责不清。其次，危机管理部门收集危机信息情报，进行危机预测，并建立危机处理预案，一旦危机发生便根据预案迅速做出应对，将损失降到最小。再次，与媒体保持良好的沟通，主动公布危机事件，避免媒体夸大事实，让公众了解真相，了解医院的处理措施。最后，强化危机意识，提高员工危机应对能力。定期开展有关医院危机知识的讲座，对全院职工进行危机教育，另外，进行危机演练，提高应对能力。

（五）提升医院的公共关系活力

医院除了要不断提高医疗质量、改善医疗服务吸引患者就医外，还要树立良好的社会形象和社会声誉，这就需要运用医院公共关系，争取社会公众对医院的支持和认同，因此公共关系是现代医院管理的职能之一。医院的公共关系面对的对象复杂，但是最核心的对象是患者、同行和政府，如果医院能通过公共关系维护好与这三者的关系，那么医院软实力的发展就会如虎添翼。

每一家医院或多或少都具备一定的公关能力，但是这种能力所体现出来的价值表现却不尽相同。医院的公共关系管理需要从以下几点入手：

首先，增加医院在患者中的传播力。在公共关系中，存在着1：13的效应，即 1 个在医院就医产生比较好的印象的患者，可以带动 13 个身边的人成为医院潜在的消费者。① 这种在患者中将良好的医院声誉不断传播的能力就是医院的传播力。传播力是通过医院的知名度和美誉度实现的，而医院的知名度和美誉度是其在针对患者的公共关系中追求的目标。因此，需要通过良好的服务、过硬的技术、适宜的价格、舒适的环境，增加公众对医院的满意度，同时医院加强与患者的沟通交流，将医院的利益与患者的利益进行协调统一，尽量提高患者的满意度，满意度会逐渐累积成知名度，再转化成美誉度。

医院提升在患者中的传播力，一是要树立全员参与意识，广告宣传能树立医院的知名度，而美誉度需要靠患者的亲身体验，这种体验来自于医院的各个部门、各个服务流程，因此，需要医院全员参与。二是对医务人员进行公共关系知识培训，树立良好的医务人员形象，掌握与患者沟通的技巧。三是利用报纸、网络等现代传播媒介，增加医院的正面形象宣传，当然，这种宣传是建立在医院实力的基础上，而不是盲目地夸大。四是建立公共关系运作机制，比如定期与公众进行交流，主动到社区或基层进行健康知识讲座、用药指导或免费义诊等活动，拉近与公众之间的距离。

其次，增加医院在同行中的专业影响力。医院凭借专业能力做到人无我有、人有我强，说明医院的专业水准在同行中较为领先，但是，并不表示这种专业影响力对同行产生的吸引力能让医院同行自愿跟随。要做到自愿跟随，还需要医院的专业水准获得来自专业领域的声誉，比如，在某一地区的专业学会中任常务理事，会增加医院在某一专业领域的发言权，并能与同行医院进行充分的沟通和交流，增进彼此的信任与协作，也能够构造医院的公共关系资源。

再次，增加与政府的交流，提高医院的政策影响力。政府对医院的人事、财政、审计等各方面都有管理和监督的责任。医院必须得到当地政府的支持，才能迅速发展。医院一方面要主动争取政府的政策和财政支持；另一方面，医院要主动为政府分忧，采取各种

① 李欣，侯延武．浅谈医院的公共关系［J］．中国医院管理，2001 (5)．

有效的方法解决群众看病难、看病贵的问题。医院提升本医院的政策影响力，需要在当地卫生政策的制定中有发言权，可以鼓励和推举医院有能力的人才到政府部门任职，比如医院职工担任政府人大代表、政协代表，这样可以增加医院方在卫生政策制定中的话语权。

第八章　研究总结与展望

一、主要研究结果

1. 医院软实力评价概念模型

本研究构建了医院软实力五维度、四类型的评价框架。五维度是文化力、管理能力、创新力、协调应变力和公共关系活力，四类型是开放型、活力型、务实型和理想型。

2. 医院软实力模糊综合评价模型

本研究构建了 5 个一级指标、14 个二级指标、65 个三级指标的医院软实力评价指标体系。一级指标包括：文化力、管理能力、创新力、协调应变能力和公共关系活力。其中文化力包含文化资源配置、组织价值观、组织行为规范、组织凝聚力、组织医德医风 5 个二级指标；管理能力包含领导能力、管理制度和患者管理 3 个二级指标；创新力包含科研创新、管理创新 2 个二级指标；协调应变能力包含危机处理能力 1 个二级指标；公共关系活力包含传播力、学术（专业）影响力、政策影响力 3 个二级指标。

通过专家咨询，确立了每级指标体系的权重，一级指标体系的权重分别为：0.142、0.335、0.225、0.125、0.173。二级指标的权重分别为：0.0243、0.0271、0.0291、0.0318、0.0297、0.1380、0.1236、0.0734、0.1237、0.1013、0.1250、0.0503、0.0732、0.0495。

3. 医院软实力与顾客满意度之间的关系研究

医院软实力与患者满意度之间存在幂曲线关系，幂曲线方程为：$Y = b_0 * X^{b1} = 45.956 * X^{0.458}$

医院软实力与员工忠诚度之间存在幂曲线关系，幂曲线方程为：$Y = b_0 * X^{b1} = 32.390 * X^{1.042}$

二、主要研究结论

1. 软实力与硬实力应协调一致发展。我国医院软实力与硬实力发展不同步，医院软实力的潜能需要挖掘，过度追求医院硬件设施会产生恶性循环。

2. 医院软实力的评价模型结构合理，评价结果与实际情况相符。

3. 不同的评价方法评价结果一致，说明构建的模型具有较好的稳定性。

4. 为促进医院软实力发展，需要采取下列策略：重塑医院核心价值观；找准医院软实力建设突破点；加强县级医院软实力建设；强化医院管理层对于软实力建设必要性的认识；将软实力作为医院评价的指标。

三、研究的创新点

1. 创造性地提出了医院软实力评价的初步框架

系统阐释了医院软实力的内涵、要素、一般特征、作用机制，并提出了医院软实力五维度、四类型的评价框架。

2. 构建了医院软实力评价的指标体系

以医院软实力评价概念模型为指南，构建了 5 个一级指标，14个二级指标和 65 个三级指标，并将指标体系运用于医院评价的实践，将医院软实力评价进行可操作化处理，增加本书的研究深度。

3. 将高等数理方法运用于医院软实力的研究

将理查德森数学模型用于医院软实力的研究，说明医院"军备竞赛"的后果，证明过度追求硬件设施的扩张容易导致恶性循环。

4. 为医院评价实践提供了新的视角

将医院软实力纳入医院评价的范围，既是政府层面价值取向的体现，也是改变目前医院经济增长方式的有效途径，本书的评价模型为软实力的评价实践提供了可能性。

四、研究的局限和不足

1. 理论研究需要更加深入

在医院软实力的理论探讨中，借鉴国家软实力理论首创性地构建医院软实力理论，需要非常深厚的社会科学研究功底，同时又要对中国医院的现状非常熟悉，理论研究还有深入的空间。

2. 实证研究范围局限

受到人力和经费影响，本文的实证调研医院数量不够，限制了数据分析的方法，也影响了研究的进一步深入。另外，在数据收集方面，由于部分数据失真或记录不详，一定程度上影响了排序的结果。

五、未来研究方向

1. 继续强化"医院软实力"的理论研究

基于国内外医院软实力理论尚未形成，并缺乏实践检验，作者将进一步关注软实力和医院软实力理论的运用和发展，不断完善理论研究。

2. 进一步完善医院软实力评价指标体系

指标体系虽然经过专家的筛选并设置权重，但是指标体系需要进一步简化，使其更加科学、简洁和可操作。

3. 设计医院软实力评价的工具和软件

在对指标体系进行进一步完善的基础上，设计医院软实力评价工具，并开发成评价软件，可供医院内部测评，也可供卫生行政部门对各医院的软实力进行比较。

参 考 文 献

［1］ Joseph S. Nye，Jr. Power：the Means to Success in World Politics，
2004.

［2］ Joseph S. Nye，Jr. Bound to Lead：The Changing Nature of
American Power，New York：Basic Books，Inc. Publishers，
1990.

［3］［美］约瑟夫·奈著，吴晓辉、钱程译．软力量：世界政坛成
功之道［M］．东方出版社，2005.

［4］国有资产管理局资产评估中心编写．资产评估概论［M］．北
京：经济科学出版社，1993.

［5］徐祖铭，张鹭鹭主编．医院资本运营［M］．上海：第二军医
大学出版社，2005.

［6］［美］约瑟夫·奈．"软权力"再思索［J］．国外社会科学，
2006（4）.

［7］张小明．约瑟夫·奈的"软权力"思想分析［J］．美国研
究，2005（1）.

［8］郭洁敏．当前我国软力量研究中若干难点问题及其思考
［J］．社会科学，2009（2）.

［9］李河．谈谈"软实力"的概念［J］．西安交通大学学报（社
会科学版），2009（3）.

［10］阎学通．软实力的核心是政治实力［J］．世纪行，2007
（6）.

［11］陆钢．文化软实力弱让中国失分——与阎学通教授商
榷［J］．世纪行，2007（6）.

［12］陈赞晓．中国文化经济的形成和发展［J］．现代经济探讨，

2007（7）．

[13] 戴业炼，陈宏愚．软实力研究评述［J］．科技进步与对策，2006（11）．

[14] 谭志云．城市文化软实力的理论构架及其战略选择［J］．学海，2009（2）．

[15] 王树林．软实力：北京发展经济的比较优势［J］．新视野，2005（5）．

[16] 阎学通，徐进．中美软实力［J］．现代国际关系，2008（1）．

[17] 赵磊．理解中国软实力的三个维度：文化外交、多边外交、对外援助政策［J］．社会科学论坛，2007（4）．

[18] 周桂银，严雷．从软实力理论看美国霸权地位的变化［J］．解放军国际关系学院学报：2005（1）．

[19] 胡键．软实力新论：构成、功能和发展规律［J］．社会科学，2009（2）．

[20] 龚铁鹰．论软权力的维度［J］．世界经济与政治，2007（9）．

[21] 李莉．饭店软实力的构成体系与形成路径研究［J］．旅游论坛，2009（1）．

[22] 樊光辉．军队医院隐性软实力结构与实现路径研究［J］．华南国防医学杂志，2008（9）．

[23] 姜莉，赵伯诚，龚林．增强军队医院软实力之现实意义［J］．东南国防医药，2008（4）．

[24] 温世娣，张燚．浅谈医院核心竞争力的要素［J］．现代企业文化，2008（33）．

[25] 王向东．什么是医院核心竞争力［J］．解放军医院管理杂志，2003（3）．

[26] 罗忠福．企业文化≠企业软实力［J］．金融队伍建设，2008（10）．

[27] 魏恩政，张锦．关于文化软实力的几点认识和思考［J］．理论学刊，2009（3）．

［28］屠芳青．医院无形资产的类型与管理［J］．卫生经济研究，
　　　2005（10）．

［29］朱茜，徐德志，陈进清等．医院无形资产评估指标构
　　　建［J］．中国医院管理，2001（7）．

［30］樊光辉．军队医院隐性软实力结构与实现路径研究［J］．华
　　　南国防医学杂志，2008（9）．

［31］温世娣，张燚．浅谈医院核心竞争力的要素［J］．现代企业
　　　文化，2008（33）．

［32］涂汉军，许大国．医院核心竞争力三级结构的构建与意
　　　义［J］．中国医院管理，2009（2）．

［33］于朝晖，史学嘉．提升企业"软实力"战略公关模型构建与
　　　解析［J］．上海管理科学，2008（6）．

［34］蔡华勤．提升文化软实力　推进医院高质量跨越式发
　　　展［J］．解放军医院管理杂志，2009（2）．

［35］姜莉，赵伯诚，龚林．增强军队医院软实力之现实意
　　　义［J］．东南国防医药，2008（4）．

［36］王仁田．培育和提升医院文化软实力的探讨［J］．中国医
　　　院，2008（8）．

［37］薛义．论民营医院的软实力建设［J］．中国医院管理，2008
　　　（4）．

［38］胡键．软实力新论：构成、功能和发展规律［J］．社会科
　　　学，2009（2）．

［39］杨新洪．关于文化软实力量化指标评价问题研究［J］．统计
　　　研究，2009（9）．

［40］石谦．论企业核心竞争力［D］．西南财经大学，2002.

［41］朱艳华．企业核心竞争力与企业发展问题研究［D］．中南
　　　财经政法大学，2001.

［42］庞中英．中国的软国力问题［N］．佛山日报，2006年9月
　　　13日．

［43］周婷玉．告别"缺医少药"　实现全民"病有所医"：卫生
　　　部部长陈竺谈新中国60年的医药卫生事业［N］．中国青年

报，2009 年 9 月 16 日．

［44］北京大学中国软实力课题组．软实力在中国的实践之一——
软实力概念［DB/OL］．人民网理论频道，2008 年 3 月 5
日．

［45］卫生部公布第四次国家卫生服务调查主要结果，http：//
www. moh. gov. cn/mohbgt/s3582/200902/39201. shtml.

附录1 调研医院的基本情况

医院	成立年份	历史沿革	主要特色	是否附属医院	医院软实力特点
深圳市人民医院	1946	前身是宝安县人民医院，1979 年更名为深圳市人民医院，1994 年被评为深圳市第一家"三级甲等医院"	消化专科为省级特色专科；呼吸内科为市级重点专科	暨南大学医学院附属二医院	管理制度化、规范化；注重创新能力
深圳市宝安区人民医院	1984	二级甲等医院	骨外科为省级特色专科	南方医科大学附属深圳宝安医院；中山医科大学、广东医学院、广东省高等医学院校教学医院	不明显
深圳恒生医院	2004	按三级甲等医院标准建造	无省、市级重点或特色专科	中山大学教学医院	人才素质高
武汉市中西医结合医院	1927	原为"汉口市立医院"。1949 年 5 月更名为武汉市第一医院，1985 年由武汉市人民政府命名为"武汉市中西医结合医院"	中西医结合皮肤科、中西医结合肾病科为国家级重点专科	华中科技大学同济医学院和湖北中医学院的附属中西医结合医院	强调科教兴院

续表

医院	成立年份	历史沿革	主要特色	是否附属医院	医院软实力特点
武汉市第八医院	1952	1958年更名为"武汉市第八医院"	中西医结合肛肠科为武汉市重点专科	湖北中医学院教学医院	专科品牌，良好的专科社会声誉
贵阳市人民医院	1919	前身是贵州省立医院贵阳市人民医院1962年更名为"贵阳市第一人民医院"	心内科、内分泌科为贵州省临床重点专科	贵阳医学院第一教学医院	良好的管理
贵阳市第三人民医院	1961	前身为"贵阳市甘荫塘医院"，1985年更名为"贵阳市第三人民医院"	老年病专科	无	老年病的诊治有良好的社会声誉
贵阳白志祥骨科医院	1993	民国二十七年（1938）随军校第四分校迁入贵州都匀，独立设立诊所行医。民国三十三年（1944），迁至贵阳，在贵阳市河西路开设"白志祥骨伤科诊所"。1993年"贵阳白志祥骨科医院"正式注册命名	独家正骨方法	无	中医骨伤科专业技术有良好品牌

附录2 研究调查工具

（一）医疗机构调查表

一、机构基本情况

1. 医疗机构名称_____

2. 医院类别：①民营医院　　②公立医院

3. 医院级别：①二级　　②三级

4. 医院评审等次：①甲等　　②乙等

5. 近5年人员流动比率：

①大于35%　②26%—35%　③16%—25%　④5%—15%

⑤小于5%

二、医院文化力（请在括号内填空或在您认为合适的选项划"√"）

项　　目	得分
2009年医院人均公共图书占有量（　　　　）册	
2009年订阅中文期刊的种类（　　　　）种	
2009年订阅外文期刊的种类（　　　　）种	
2009年本院电子期刊容量（　　　　）GB	
2009年医院院报发行量（　　　　）册	
医院是否有独立的文化活动场所 ①是　　②否 如果是，人均（　　　　）平方米	

135

续表

项　　目	得分
2009 年文体活动设施价值（　　　　）万元	
医院是否有独立的电子阅览室　①是　　　②否	
是否有患者选择医生制度　　　①有　　　②没有	
是否有医疗服务收费清单制　　①有　　　②没有	

三、患者管理（请在括号内填空或在您认为合适的选项划"√"）

项　　目	得分
本院是否建立患者投诉渠道： ①是　　　　②否　　　　③不知道 如有，请填写所使用的渠道（　　　　　　　　）	
患者非医疗安全投诉多少例： 2007 年（　　　）2008 年（　　　）2009 年（　　　） 患者投诉多少例：2007 年（　　）2008 年（　　）2009 年（　　）	
患者非医疗安全投诉后改进了多少例： 2007 年（　　）2008 年（　　　）2009 年（　　　）	
患者非医疗安全意外事件报告多少例： 2007 年（　　　）2008 年（　　　）2009 年（　　　） 患者意外事件报告多少例： 2007 年（　　　）2008 年（　　）2009 年（　　）	
本院使用了下列哪些患者身份识别措施： ①腕带　　②床头卡　　　③患者自行说出本人姓名 ④医务人员与患者家属沟通确认	

四、创新力（请在括号内填空或在您认为合适的选项划"√"）

项　　目	得分
部级重点临床专科数（　　　　）个	
省级重点临床专科数（　　　　）个	
5 年来省部级科研获奖数（　　　　）个	
5 年来市级科研获奖数（　　　　）个	
是否主办学术期刊　　　①是　　　②否	
近 5 年来出版专著数（　　　　）部	
近 5 年科研成果专利数（　　　　）个	
是否是国家继续教育培训点　　　①是　　　②否	
2009 年实施管理新制度数（　　　　）个	

五、公共关系活力（请在括号内填空或在您认为合适的选项划"√"）

项　　目	得分
2009 年来源于外埠患者占患者总人数的（　　　）%	
近 5 年媒体报道本院（　　　　）次 近 5 年媒体正面报道本院（　　　　）次	
2009 年医院网站访问量（　　　　）	
2009 年担任学术兼职人数（省级副主任委员及以上）（　　　）人	
2009 年担任全国一级学会常务理事及以上人数（　　　）人	
2009 年医院各级人大代表数（　　　　）人	
2009 年医院各级政协代表数（　　　　）人	

续表

项　目	得分
2009 年医保部门对医院基本医疗服务的评价 ①非常好　②好　③一般　④不好　⑤非常不好	
2009 年物价部门对医院服务价格的评价 ①非常好　②好　③一般　④不好　⑤非常不好	
您认为本医院的就诊价格 ①非常好　②好　③一般　④不好　⑤非常不好	
2009 年卫生行政部门对院长的评价 ①非常好　②好　③一般　④不好　⑤非常不好	

（二）医院员工调查表

一、基本情况

1. 您所在医院的名称＿＿＿＿＿＿＿＿＿＿＿＿＿

2. 性别：① 男　　② 女

3. 年龄：＿＿＿周岁

4. 婚姻状况：　① 未婚　② 已婚　③ 离异/丧偶

5. 文化程度：　① 中专及以下　② 大专　③ 本科　④ 硕士及以上

6. 职称：　① 无　②初级　③ 中级　④ 副高及以上

7. 工作年限：＿＿＿年

8. 请您评价医院视觉识别系统

　　①很好　②好　③一般　④不好　⑤很不好

9. 您知道医院的精神吗？①知道　②不知道　③无所谓

10. 本院有杜绝商业贿赂的具体措施吗？①有　②没有　③不知道

11. 实施的管理创新制度职工认可吗？

　　①非常认可　②认可　③一般　④不认可　⑤非常不认可

138

二、组织价值观

项　目	得分
请在与您医院情况相符的项目上划"✓" （　）1. 员工谈到患者时，更多地觉得是一种义务（或更糟），而不是当作对双方都有好处的工作和服务机会 （　）2. 医院文化中似乎没有诚实和信任；相反，更多的是表面应付和过多的"政治"戒备 （　）3. 只想去监管他人的老板远比努力开发员工潜能与思想的管理者和领导者更多 （　）4. 经常以日常压力为借口，放弃团队建设实践，比如，定期召开长期战略思考会议、员工离职和退休集体聚会、教育论坛和员工会议等 （　）5. 用财务底线指标来描述医院未来期望实现的愿景，这种愿景以技术或理性规则为依据，而不是靠开发人力成本，或推动社会和环境进步来实现	
（　）6. 领导者视结构和技术为问题的答案，而不是信任每个员工 （　）7. 把医院目标等同于经济回报 （　）8. 医院内部的关键人物之间关系紧张，甚至经常互相敌视	
贵院在多大程度上具备组织发展文化所蕴含的六项价值观？ 1. 礼貌且尊重所有利益相关者　①从未有　②有时有　③总是有 2. 信任、沟通、互相支持和从错误中吸取教训　①从未有　②有时有　③总是有 3. 团队合作　①从未有　②有时有　③总是有 4. 等级扁平化和增加自主权　①从未有　②有时有　③总是有 5. 参与变革　①从未有　②有时有　③总是有 6. 注重生活品质　①从未有　②有时有　③总是有	
7. 医院是否进行了从上至下的价值观管理　①从来没有　②有时　③经常	

三、忠诚度（请在反映您真实感受的选项上打"✓"）

问　　题	非常同意	同意	一般	不同意	非常不同意
1. 我愿意付出更多的努力来帮助患者解决问题	5	4	3	2	1
2. 本院并没有什么让我留恋	5	4	3	2	1
3. 我所关心的与本医院所关心的事情差不多	5	4	3	2	1
4. 我非常关心医院的未来发展前景	5	4	3	2	1
5. 我会对亲友说我的医院是一个很优秀的组织	5	4	3	2	1
6. 当初决定在本医院上班是一个错误的选择	5	4	3	2	1
7. 当听别人说起我是本医院的员工时，我会非常骄傲	5	4	3	2	1
8. 我在本医院上班能充分施展才能	5	4	3	2	1
9. 我认为能进入本医院非常幸运	5	4	3	2	1
10. 本医院是我服务过的医院中最好的一家	5	4	3	2	1
11. 我认为到别的医院去上班也未尝不可	5	4	3	2	1
12. 当别的医院的工资更优厚时，我可能会考虑跳槽	5	4	3	2	1
13. 如果继续留在本医院将不会有太大的发展	5	4	3	2	1
14. 本医院的制度让您难以接受	5	4	3	2	1

四、管理能力

问　题	得分
本院的管理风格您认为最倾向下列哪一种： ①专制型（照我说的做）　②权威型（跟我来）　③关系型（员工优先）　④民主型（你怎么看）　⑤领跑型（学我的样，快）　⑥教练型（试试看） 您最喜欢哪一种管理风格： ①专制型（照我说的做）　②权威型（跟我来）　③关系型（员工优先）　④民主型（你怎么看）　⑤领跑型（学我的样，快）　⑥教练型（试试看）	
您认为本院领导的决策能力 ①非常好　②好　③一般　④不好　⑤非常不好	
您对医院管理组织机构满意吗？ ①非常满意　②满意　③一般　④不满意　⑤非常不满意	
您对医院领导工作满意吗？ ①非常满意　②满意　③一般　④不满意　⑤非常不满意	
您认为本院的制度是否合理？ ①所有制度合理　②大多数制度合理　③一般　④大多数制度都不合理　⑤所有制度都不合理	
您认为本院的大多数制度贯彻效果： ①非常好　②好　③一般　④不好　⑤非常不好	

五、危机处理能力

问 题
本院是否有危机处理预警机制： ①有　②没有　③不知道
您是否知道本院危机管理的内容： ①知道　②不知道
每年进行危机应急演练（　　　　）次
本院是否有危机处理的组织结构： ①有　②没有　③不知道
本院是否有新闻发言人制度： ①有　②没有　③不知道

（三）患者调查问卷

一、一般情况

1. 性别：①男　②女
2. 年龄：＿＿＿＿＿＿周岁
3. 您全家每月总收入＿＿＿＿＿＿元，家庭常住人口＿＿＿＿＿＿人。
4. 文化程度：①小学及以下　②初中　　③高中/中专
　　　　　　　④专科　⑤本科及以上
5. 就业状况：①在业　　　②离退休　③在校学生
　　　　　　　④无业或失业
6. 您认为该院卫生技术人员的素质：
　　6a. 技术水平　①非常好　②好　③一般　④不好
　　　　　　　　　⑤非常不好
　　6b. 沟通水平　①非常好　②好　③一般　④不好

⑤非常不好

6c. 医德医风 ①非常好 ②好 ③一般 ④不好
⑤非常不好

7. 您认为本院医务人员的责任心
①非常好 ②好 ③一般 ④不好 ⑤非常不好

8. 您认为医务人员的服务态度
①非常好 ②好 ③一般 ④不好 ⑤非常不好

9. 您是怎样到该院就诊的:
①经人介绍 ②路途近 ③费用低廉 ④技术很好
⑤听说过医院品牌

二、满意度问卷（请在您认为合适的选项上划"✓"）

1. 您觉得到这里来看病或利用服务方便吗?
①很方便 ②方便 ③一般 ④不方便 ⑤很不方便

2. 您对这里服务等候或排队的时间满意吗?
①非常满意 ②满意 ③一般 ④不满意 ⑤很不满意

3. 您对这里的就医环境满意吗?
①非常满意 ②满意 ③一般 ④不满意 ⑤很不满意

4. 您对这里的设施、设备满意吗?
①非常满意 ②满意 ③一般 ④不满意 ⑤很不满意
⑥不清楚

5. 您对医务人员的解释、交流情况满意吗?
①非常满意 ②满意 ③一般 ④不满意 ⑤很不满意

6. 您觉得在接受服务的过程中您的隐私是否得到保护?
①是 ②否 ③不知道

7. 您对这里的医疗费用满意吗?
①非常满意 ②满意 ③一般 ④不满意 ⑤很不满意
⑥不清楚

8. 您如何评价这里的药品费用?
①非常便宜 ②比较便宜 ③一般 ④有点高 ⑤很高
⑥不清楚

9. 您对这里的技术水平满意吗？

　①非常满意　②满意　　③一般　　④不满意　⑤很不满意

10. 您对该机构的医疗质量是否放心？

　①非常放心　②放心　　③一般　　④不放心　⑤很不放心

11. 您对该医院患者选择医生的制度：

　①非常满意　②满意　　③一般　　④不满意　⑤很不满意

12. 您对该医院服务收费清单制：

　①非常满意　②满意　　③一般　　④不满意　⑤很不满意

13. 您对该医院门诊费用年增长率：

　①非常满意　②满意　　③一般　　④不满意　⑤很不满意

14. 您对该医院出院患者费用年增长率：

　①非常满意　②满意　　③一般　　④不满意　⑤很不满意

三、忠诚度问卷（请在您认为合适的选项上划"√"）

1. 如果我生病，这家医院是我的首选。

　①是　　②否

2. 我愿意把这家医院推荐给我的亲朋好友。

　①是　　②否

3. 当这家医院的费用有所增加时，我还是会选择这家医院。

　①是　　②否

4. 当其他医院的费用有所下降时，我还是会选择这家医院。

　①是　　②否

5. 如果这家医院服务态度不好，我也能容忍。

　①是　　②否

6. 我愿意为该医院的发展提供一些建设性建议。

　①是　　②否

7. 如果我的建议能被医院管理者所重视或接受，我会感到非常高兴。

　①是　　②否

8. 在需要就诊时，我总是选择这家医院。

　①是　　②否

9. 我在这家医院就诊次数比别的医院多。
   ①是   ②否
10. 我总是把这家医院推荐给征求我意见的人。
    ①是   ②否
11. 我经常劝阻朋友不要成为其他医院的消费者。
    ①是   ②否